十三五规划教材

"十三五"高等教育医药院校规划教材/多媒体融合创新教材

供临床医学类、护理学类（含助产）、医学技术类、药学等专业使用

医学基础实验教程

（包含医学免疫学、医学微生物学、人体寄生虫学、病理学）

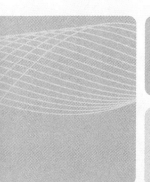

YIXUEJICHU
SHIYANJIAOCHENG

主编◎何群力

郑州大学出版社

图书在版编目(CIP)数据

医学基础实验教程/何群力主编. —郑州:郑州大学出版社,2017.2(2022.7 重印)
ISBN 978-7-5645-3904-7

Ⅰ.①医…　Ⅱ.①何…　Ⅲ.①基础医学-实验-高等职业教育-教材
Ⅳ.①R-33

中国版本图书馆 CIP 数据核字（2017）第 024267 号

郑州大学出版社出版发行

郑州市大学路 40 号　　　　　　　　邮政编码:450052
出版人:孙保营　　　　　　　　　　发行电话:0371-66966070
全国新华书店经销
新乡市豫北印务有限公司印制
开本:850 mm×1 168 mm　1/16
印张:12.25
字数:296 千字
版次:2017 年 2 月第 1 版　　　　　　印次:2022 年 7 月第 2 次印刷

书号:ISBN 978-7-5645-3904-7　　　定价:29.80 元

作者名单

主　编　何群力

副主编　王彩霞　李　敏　王　帅
　　　　仝　雷　陈铭

编　委　（按姓氏笔画排序）

　　　　王　帅　王晓琼　王彩霞　仝　雷
　　　　李　敏　何群力　张伟利　张玲玲
　　　　陈　铭　岳丽晓　赵晓会　郝振华
　　　　谢永生

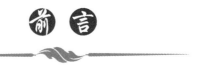

前　言

　　基础医学是医学生命科学的重要学科，是医学生的主要课程。随着医学理论和技术的迅猛发展，基础医学和临床医学的交叉融合愈来愈深入，现代的医学技术已经渗透到生命科学研究的各个领域，并不断地推动着整个生命科学的发展。随着医学高等教育的改革，高等教育更多地走向应用型，教与学新的思考、探索、改革应该更加加快步伐。尤其是培养本、专科应用型人才，医学实践教学对于提高学生的综合素质和培养学生的创新精神及实践能力具有更加特殊的作用，对于这些学生毕业后走向工作岗位的可实用性意义重大。重视教学的实践环节、确保实验课的开出率，并开设足够的经典实用验证性实验，高水平的综合性、创新性实验。

　　《医学基础实验教程》涵盖有医学免疫学、医学微生物学、人体寄生虫学和病理学经典实用验证性实验，以及综合性实验和创新性实验，在编写过程中，严格按照"三基三严"的基本原则（"三基"即基本理论、基本知识、基本技能，"三严"即严格要求、严谨态度、严肃作风），发挥众师之长，汲取更多兄弟院校有关实验教材之精华，删除重复、陈旧、不实用的实验和技术方法，充实了新理论、新知识、新技能；整合、调整、重排了一些实验内容。本书彰显了实验内容之精华，图文并茂之特色。本书内容编写由主编拟订编写大纲，对编者周密安排，分头执笔，经多遍修改，互审互校，集体定稿完成。在编写过程中得到了各位编者和郑州大学出版社的大力支持。在此，一并致以衷心的感谢！

　　《医学基础实验教程》的编写团队，有教学经验丰富的专家教授，也有具创新精神的年轻高学历一线教师。参加编写成员分别是郑州工业应用技术学院、新乡医学院何群力，郑州工业应用技术学院王彩霞、仝雷、岳丽晓、张玲玲、王晓琼、张伟利；新乡医学院何群力、李敏；新乡医学院三全学院王帅、谢永生、赵晓会、郝振华；信阳市动物疫病预防控制中心陈铭。限于我们的水平和编写经验，书中难免还存在着疏漏和不足，恳请同行、同道、同学和读者给予批评指正。

何群力

2016 年 9 月

目 录

第三篇　人体寄生虫学实验

第四篇 病理学实验

实验须知

　　为了上好医学免疫学、医学微生物学、人体寄生虫学、病理学实验课,并保证安全,特提出如下注意事项。

　　1.学生每次实验前必须对实验内容进行充分预习,以了解实验的目的、原理和方法,做到心中有数、思路清晰。

　　2.认真、及时做好实验记录和实验报告及绘图,对于当时不能得到的结果而需要连续观察的实验,则需记下每次实验观察的现象和结果,以便分析。

　　3.实验室内应保持整洁,勿高声谈话和随便走动,保持室内安静。

　　4.使用的实验材料多有传染性,实验时务必穿隔离衣(白大衣),做实验时小心仔细,全部操作应严格按照规程进行,万一遇到培养基或物品被打破、皮肤破伤或菌液吸入口中等意外情况发生时,应立即报告指导教师,及时处理,切勿隐瞒。

　　5.实验过程中,切勿使乙醇、乙醚、丙酮等易燃药品接近火焰。如遇火险,应先关掉火源,再用湿布或沙土掩盖灭火,必要时使用灭火器。

　　6.使用显微镜或其他贵重仪器时,要求细心操作,特别爱护,对消耗材料和药品等要力求节约,用毕仍放回原处。

　　7.不少标本片亦很稀缺,使用时一定小心按照操作规程进行,以免损坏影响教学工作正常进行。

　　8.每次实验完毕后,必须把所用仪器、器械擦洗干净放妥,将实验室收拾干净、整齐。如有菌液污染桌面或其他地方时,可用5%苯酚液覆盖0.5 h后擦去,如系芽孢杆菌,应适当延长消毒时间。凡带菌的工具(如吸管、玻璃刮棒等)必须浸泡在消毒缸内。

　　9.每次实验需进行培养的材料,应标明自己的组别及处理方法,放于教师指定的地点进行培养。实验室中的菌种和物品等,未经教师许可,不得携出室外。

　　10.每次实验的结果,应以实事求是的科学态度填入报告表格中,力求简明准确;按照实验课要求作业绘图,不得敷衍了事。认真回答思考题,并及时汇交教师批阅。

　　11.实验结束,安排值日生打扫实验室地面和桌面卫生;离开实验室前将手洗净,注意关闭水电、门窗等。

实验室规则及实验室意外紧急处理办法

1. 学生进入病原生物学实验室必须穿白大衣,离室需脱下反折,要经常清洗消毒。

2. 进实验室时,随带书包、衣物等与实验无关物品一律存放在指定位置或储物柜内。

3. 严禁在实验室进食、饮水、抽烟和喧哗打闹。

4. 手拿培养物后或离开实验室前要洗手,必要时用消毒液泡手;避免有菌材料溅出;破损器材及时报告并正确处理。

5. 实验过程中避免一切不良的个人习惯;操作中产生的废料要放在指定容器内;实验完毕清理台面,值日生严格认真打扫卫生,关闭水电、门窗,洗手后方可离开实验室。

6. 皮肤破损时,应首先去除异物,再用生理盐水或蒸馏水洗净后,2%碘酊或碘伏涂抹。

7. 烧伤后局部涂凡士林、2%鞣酸或2%苦味酸。

8. 化学药品腐蚀伤,若强酸则先用大量清水冲洗,再用碳酸氢钠溶液洗涤中和;若强碱则先用大量清水冲洗,再用2%硼酸洗涤中和(若伤处为眼部,加用橄榄油或者液状石蜡1~2滴滴眼)。

9. 菌液入口应立即吐入消毒容器内,1∶1 000高锰酸钾或3%过氧化氢溶液漱口,根据菌种服用抗菌药物。

10. 菌液污染台面时,用2%~3%甲酚皂溶液或0.1%苯扎溴铵覆盖30 min后抹去,皮肤手指沾染活菌应用上述液体浸泡3 min后,用肥皂和清水洗净。

11. 火警勿慌,立即关闭电闸和煤气闸。若乙醇、乙醚等有机溶剂起火时切不可用水扑救,可用沙土等物扑灭。

第一篇　医学免疫学实验

免疫学是一门既古老又崭新的学科,涉及医学各个领域,并与理、工、农各学科相互渗透。

医学免疫学是生命科学的前沿学科,也是医学生的必修主干课程之一。

目前免疫学的研究已经进入了一个崭新的时代。现代免疫学的研究和应用涉及生物医学的各个领域。它与分子生物学一样是生物医学基础研究和临床工作不可缺少的工具。

医学免疫学是一门实践性、应用性很强的学科,教学过程分为理论教学和实验教学。实验教学作为免疫学教学的重要环节,直接影响人才培养目标的实现,特别是在培养学生的科学态度、实践技能、创新能力方面,具有重要的地位。

医学免疫学实验课程的开设,目的不仅在于使学生验证部分理论知识和加深对课堂讲授内容的理解,更重要的是在掌握系统理论知识的基础上,学习和掌握医学免疫学实验的基本技术和技能,培养学生观察、思考、分析和解决问题的能力,以及严肃认真的科学态度和创新精神,提高学生的综合素质。

1. 基础性实验　要求学生系统学习和掌握常用的经典免疫学实验方法和现代免疫学实验技术,使学生理解和巩固所学的理论知识,掌握相应的实验方法和实验技能。

2. 综合性实验　实验内容涉及本课程的综合知识或相关课程知识的实验,往往由多种实验手段、技术和层次的实验内容组成。通过综合性实验,进一步训练学生对所学知识和实验技术的综合运用能力、独立工作能力和对实验结果的综合分析能力。

3. 设计性实验　是在完成基础性实验和综合性实验的基础上,给定实验目的、要求和实验条件,由学生自行查阅资料,自选题目、设计实验方案,并在老师指导下进行实验,最后以论文形式写出实验报告。目的在于激发学生的创新性思维,培养学生的科研能力,提高学生的综合素质。

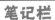

实验一
抗原-抗体反应

1.抗原-抗体反应　抗原与相应抗体的特异性结合反应称为抗原-抗体反应。抗原-抗体反应既可在体内作为体液免疫应答的效应机制自然发生,也可在体外作为免疫学实验的结果出现。在体内,可表现为溶菌、杀菌、促进吞噬或中和毒素等作用,有时亦可引起免疫病理损伤,在体外,依相应抗原物理性状(颗粒状或可溶性)以及反应的条件(电解质、补体等)不同,可出现凝集、沉淀、细胞溶解和补体结合等反应。

2.抗原-抗体反应的特点

(1)特异性:一种抗原分子通常只能与其刺激机体后产生的抗体结合,这种特异性的物质基础是抗原分子的表位和抗体分子高变区。

(2)比例性:是指抗原与抗体发生可见反应需要遵循一定的量比关系。

(3)可逆性:抗原与抗体结合成复合物后,在一定条件下又可解离为游离的抗原和抗体。

3.影响抗原-抗体反应的因素　影响抗原-抗体反应的因素较多,主要有两方面:一方面是受到抗原、抗体的自身因素的影响;另一方面是受到电解质、温度、酸碱度及时间等实验环境因素的影响。

(1)电解质:抗原与抗体结合后由亲水性变为疏水性,此时易受电解质影响,如有适当浓度电解质存在,就会使抗原、抗体失去一部分电荷而相互凝集或沉淀,出现可见反应;若无电解质存在,则不出现可见反应。通常在血清学试验中,以 8.5 g/L NaCl 溶液作为抗原、抗体的稀释液及反应液,其中 Na^+ 和 Cl^- 可分别中和胶体颗粒上的电荷,使胶体颗粒的电势下降,形成可见的沉淀物或凝集物。但如果电解质浓度过高,则会出现非特异性蛋白质沉淀,即盐析。补体参与的溶细胞反应,除需要等渗的 NaCl 溶液外,还需适量的 Mg^{2+} 和 Ca^{2+} 离子参与。

(2)温度:抗原-抗体反应一般在 15~40 ℃ 范围内均可进行,最适温度为 37 ℃。在此范围内温度越高,分子运动速度加快,增加抗原与抗体接触机会,反应速度越快,但亦容易引起复合物解离;温度越低,反应速度缓慢,但抗原与抗体结合牢固,易于观察。某些特殊的抗原-抗体反应需要特定的温度,如冷凝集素在 4 ℃ 时与红细胞结合,20 ℃ 以上反而解离。

(3)酸碱度:合适的 pH 值是抗原-抗体反应的必要条件之一。血清学试验一般以 pH 值 6~9 为宜,超出此范围可影响抗原与抗体的理化性质,导致假阳性或假阴性结果。当 pH 值为 3 左右时,接近细菌抗原的等电点,可出现非特异性酸凝集,造成假象。

(4)作用时间:抗原–抗体反应应有足够的时间,不同的反应其时间也不同。

此外,抗原–抗体反应在液相中反应时,通过适当振荡与搅拌,也可促进抗原与抗体分子的接触,加速反应。

4.抗原–抗体反应的类型　现代免疫学技术发展很快,在经典血清学试验方法基础上,新的免疫学测定方法日益增多,使方法的敏感性、特异性和稳定性都有不同程度的提高,检测目的物也越来越多。根据抗原–抗体反应所产生的现象和结果的不同,把抗原–抗体反应分为5种类型:①可溶性抗原与相应抗体结合所产生的沉淀反应;②颗粒性抗原与相应抗体结合所发生的凝集反应;③抗原与抗体结合后激活补体所致的细胞溶解反应;④细菌外毒素或病毒与相应抗体结合所致的中和反应;⑤免疫标记的抗原–抗体反应。

5.凝集试验　细菌和红细胞等颗粒性抗原,当与相应抗体特异结合后,在适量电解质存在的条件下,可逐渐聚集,出现肉眼可见的凝集现象。反应中的抗原称为凝集原,抗体称为凝集素。凝集反应的发生可分为两阶段:①抗原与抗体的特异结合;②出现可见的颗粒凝集。

凝集试验既是一个定性的检测方法,即根据凝集现象的出现与否判定结果阳性或阴性;也是一个半定量的检测方法,即将标本做一系列对倍稀释后进行反应,以出现阳性反应的最高稀释度作为滴度。由于凝集试验方法简便,敏感度高,因而在临床检验中被广泛应用。凝集试验可分为直接凝集试验和间接凝集试验两大类。

通过以下试验的实践,掌握各种凝集反应的原理,熟悉方法步骤、结果判断以及注意事项。

一、直接凝集试验

直接凝集试验是指细菌、红细胞等颗粒性抗原,在适量电解质参与下,直接与相应抗体结合而出现的凝集现象。常用的凝集试验有玻片法和试管法两种。

(一)血型鉴定

1.实验原理　根据红细胞膜表面有无 A 抗原和(或)B 抗原,将血型分为 A、B、AB、O 型 4 种。可利用红细胞凝集试验,通过正反定型准确鉴定血型。所谓的正定型是指用标准抗 A、抗 B 分型血清来测定红细胞上有无相应的 A 抗原和(或)B 抗原;所谓的反定型,是指用标准的 A 型、B 型细胞来测定血清中有无抗 A 和(或)抗 B。

2.实验材料

(1)抗 A 和抗 B 标准血清。

(2)吉尔碘、无菌棉签、采血针、载玻片等。

3.实验方法

(1)取载玻片,乙醇消毒正面,在背面标记 A 和 B 两区。

(2)吉尔碘消毒指端皮肤和采血针后,用采血针刺破皮肤,轻轻挤出少量血液,涂在玻片 A、B 两区,并立即用无菌干棉球压迫止血。

(3)在两区分别滴加1滴抗 A 定型试剂和抗 B 定型试剂,立即用牙签混匀。

(4)静置 3 min,观察凝聚现象,判定实验结果。

4.实验结果　如混合液由均匀红色混浊状逐渐变为透明,并出现大小不等的红色

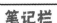

凝集块者,即为红细胞凝集;如混合液仍呈均匀混浊状,则为不凝集(表1-1)。

表1-1 血型鉴定实验结果

抗A血清	抗B血清	血型
–	–	O型
+	–	A型
–	+	B型
+	+	AB型

"+"表示凝集;"–"表示不凝集

如果肉眼观察难以判定是否凝集,可在显微镜下用低倍镜观察,予以确认。

(二)细菌鉴定

1.实验原理 一般是用1滴已知诊断血清与1滴受检菌液或细胞悬液,在玻片上混匀后,短时间内用肉眼观察结果。出现颗粒凝集的为阳性反应。此法简便、快速,适用于从患者标本中分离得到的菌种的诊断或分型。

2.实验材料

(1)抗体:1∶20伤寒杆菌诊断血清与1∶20痢疾杆菌诊断血清。

(2)抗原:待检病原菌24 h斜面培养物。

(3)其他:生理盐水、载玻片、酒精灯、接种环等。

3.实验方法 以鉴定待测标本中的细菌为例:

(1)取洁净玻片1张,用蜡笔划成3格,标识1、2、3。

(2)于第1格内滴加1∶120伤寒杆菌诊断血清1~2滴,第2格加1∶20痢疾杆菌诊断血清1~2滴,第3格滴加1~2滴生理盐水。

(3)用接种环挑取适量细菌分别加入3格中。

(4)轻轻摇动玻片,1~2 min观察结果。

生理盐水对照侧不出现凝集,为均匀混浊的乳状液。在诊断血清中,细菌与相应抗体反应会出现肉眼可见的凝集块,为阳性结果。如与对照侧也不发生凝集则为阴性(图1-1)。

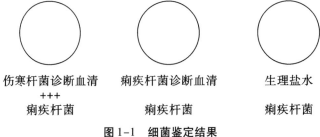

伤寒杆菌诊断血清　　　痢疾杆菌诊断血清　　　生理盐水
　　+++
痢疾杆菌　　　　　　　痢疾杆菌　　　　　　　痢疾杆菌

图1-1 细菌鉴定结果

4.注意事项

(1)每一待检菌均需做生理盐水对照,以排除当细菌发生S-R变异时的细菌自凝,保证实验结果的准确性。

(2)在载玻片两端涂布细菌时,应先涂生理盐水一侧,后涂诊断血清一侧,以免将血清误带入生理盐水一侧。

(3)实验后的细菌仍有传染性,应将玻片放入消毒缸内。

(4)做血型鉴定时,室温过低(-10 ℃以下)可出现冷凝集,造成假阳性结果。

(5)严格无菌操作。

二、间接凝集试验

(一)血型抗体效价滴定

1.实验原理　血凝试验是红细胞凝集试验的简称。间接血凝试验是将可溶性抗原(细菌的提取液等)吸附于红细胞成为抗原致敏红细胞,这种"致敏红细胞"与相应抗体作用可产生红细胞凝集现象(图1-2)。以测定伤寒血清抗体滴度为例叙述如下。

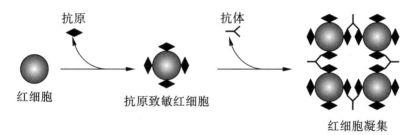

图1-2　间接血凝试验原理

2.实验材料

(1)伤寒杆菌"O"抗原。

(2)伤寒杆菌O901免疫兔血清。

(3)2%绵羊红细胞悬液、生理盐水、试管、吸管、37 ℃水浴箱。

(4)"O"抗原的制备:将伤寒杆菌O901接种于柯氏瓶,37 ℃培养18～24 h,用生理盐水洗下菌苔配制成每毫升含100亿细菌的悬液,置100 ℃水中2 h,离心沉淀,吸取上清液分装于无菌试管,4 ℃冰箱保存备用。

(5)致敏红细胞悬液制备:取一定稀释度的抗原(应事先滴定)加等量2%绵羊红细胞悬液,混合后放入37 ℃水浴箱中,每隔15 min取出振摇1次,共经2 h,然后取出,用生理盐水洗涤3次,再配制成0.25%悬液即成。

3.实验方法

(1)取小试管10支,排于试管架上,于第1管中加入生理盐水0.9 mL,其余各管加生理盐水0.25 mL。

(2)用吸管吸取已加热灭活的免疫血清0.1 mL,加入第1管,混匀后吸取0.75 mL,于第2管中加0.25 mL,余下0.5 mL弃去。

(3)将第2管血清与生理盐水混合后,吸取0.25 mL至第3管。如此依次稀释到第9管,自第9管中吸出0.25 mL弃去。第10管不加血清留作对照。

(4)于每管加入等量已致敏的0.25%绵羊红细胞悬液,混匀后放入37 ℃水浴中

2 h 观察结果。

4.实验结果　凡红细胞沉积于管底,集中呈一圆点的为不凝集(−)。如红细胞凝集,则分布于管底周围。根据红细胞凝集的程度判断阳性反应的强弱(图1−3),以"++"凝集的孔为滴度终点。

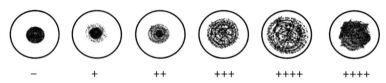

图1−3　血凝反应强度

−:红细胞沉积于管底　+:红细胞沉积于管底,周围有散在少量凝集　++:红细胞形成层凝集,面积较小,边缘较松散　+++:红细胞形成片层凝集,面积略多于++

++++:红细胞形成片层凝集,均匀布满孔底,或边缘皱缩如花边状

呈现明显血凝(++)试管中免疫血清的最高稀释倍数即为该血清的间接血凝效价。

5.注意事项

(1)致敏的新鲜红细胞保存时间短,且易变脆、溶血和污染,所以配制的致敏红细胞悬液一般在当天用完,若置2～10 ℃,使用期不超过3 d。若想长期保存而不溶血,可在致敏前先将红细胞醛化。常用的醛类有甲醛、戊二醛、丙酮醛等。红细胞经醛化后体积略有增大,两面突起呈圆盘状。

(2)实验用的血凝板、滴管、稀释棒等器材必须十分清洁,否则易造成非特异性凝集。

(3)血凝板、稀释棒用后均需用体积分数为10%的次氯酸钠浸过夜;滴管须煮沸10 min,然后用水冲净,再用蒸馏水冲洗,晾干备用。

(4)致敏用的抗原或抗体要求纯度高,并保持良好的免疫活性。

(二)类风湿因子检测

1.实验原理　类风湿因子是抗人或动物 IgG Fe 段的抗体,是以变性 IgG 为靶抗原的自身抗体。IgM 型类风湿因子被认为是类风湿因子的主要类型,也是临床免疫检验中常规方法所测定的类型。

IgG 吸附于聚苯乙烯乳胶颗粒上作为检测试剂,在反应介质中,待检血清中如含有类风湿因子,可与乳胶颗粒出现聚集反应。这是检测 IgM 型类风湿因子的常用方法,但此方法只能定性或以滴度半定量,其灵敏度和特异性均不高,且只能检出血清中的 IgM 型类风湿因子。

2.实验方法　乳胶凝集试验:即一定稀释度的待检血清加 Ig-乳胶颗粒1～2滴→凝集与否。

(三)乳胶凝集抑制试验

在呈阳性反应的乳胶凝集试验中,若先将待测抗原(抗体)与已知的抗体(抗原)混合,隔一定时间后再加入抗原(抗体)致敏的乳胶颗粒,此时,通过观察原有的阳性实验结果是否转阴而得出结果(图1−4),此为间接凝集抑制试验。本次试验以临床上常用的检测人绒毛膜促性腺激素（human chorionic gonadotrophin，HCG）的妊娠试验为例。

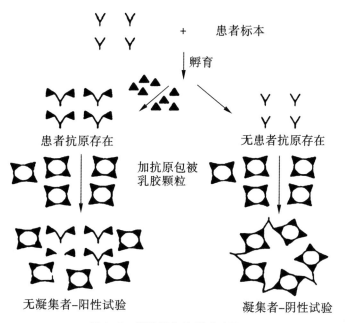

图1-4　间接凝集抑制试验原理

1. 实验原理　将含有可溶性抗原的待测标本先与已知抗体混合，充分作用后再加入抗原致敏的乳胶颗粒，因抗体已与标本中的可溶性抗原结合，乳胶颗粒不再出现可见凝集现象。

2. 实验材料

（1）HCG 致敏乳胶试剂：妊娠诊断试剂（有商品出售）。

（2）抗 HCG 抗体（与妊娠诊断试剂配套供应）。

（3）孕妇尿液、正常人尿液、待测尿液（均可临床筛选获得）。

（4）生理盐水、黑色方格反应板、牙签、毛细滴管、刻度吸管、试管、水浴箱等。

3. 实验方法

（1）在黑色方格反应板上取 3 个格，用毛细滴管分别加待测尿液、孕妇尿液、正常人尿液（或生理盐水）1 滴，然后每格加抗 HCG 抗体 1 滴，分别用牙签混匀后连续摇动 1～2 min。

（2）于上述 3 格每格加 HCG 致敏乳胶试剂 1 滴，分别用牙签混匀后，连续摇动 2～3 min 后观察结果。

4. 实验结果　如实验格出现明显凝集为阴性反应，即 HCG 阴性；不出现明显凝集者为阳性反应，即 HCG 阳性。

5. 注意事项

（1）乳胶抗原使用前一定要摇匀。

（2）放置时间不应过长，一般不超过 5 min。

（3）注意不出现凝集为阳性，出现凝集为阴性。

(4)测定 HCG 时最好取晨尿,待测标本如试剂的加入顺序应遵守规定的步骤,否则无法判断结果。

三、沉淀反应——对流免疫电泳

1. 实验目的　了解对流免疫电泳的操作步骤、结果观察及实际应用,并在此基础上了解各类沉淀反应的特点。

2. 实验原理　沉淀反应是指可溶性抗原在有适量电解质存在的条件下与相应的抗体结合,形成肉眼可见的沉淀物,可分为:

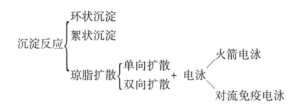

对流免疫电泳实质是将双向扩散试验与电泳相结合的定向加速的免疫扩散技术。是指在适宜缓冲液和电场条件下,抗原和相应抗体在琼脂凝胶中,由于电泳和电渗作用,抗原向正极移动,抗体向负极移动。将抗原放负极端,抗体放正极端,则抗原与抗体相向移动,在两孔之间相遇,在比例合适时形成沉淀线(图1-5)。

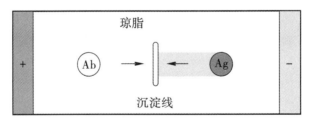

图1-5　对流免疫电泳

3. 实验材料　载玻片、打孔器、三角烧瓶、移液管、洗耳球、0.9% ~ 1.2% 的琼脂、记号笔;酒精灯、火柴、电炉、电泳仪、电泳槽;微量加样器、抗原及抗体样品。

4. 实验方法

(1)制板:取干燥洁净的载玻片一块,用记号笔注明正极和负极,然后放于水平台上,倾注加热熔化的1.2% 的琼脂3 mL,制成厚薄均匀的琼脂板。

(2)打孔:待琼脂凝固后,用打孔器在琼脂板上打孔,孔径3 mm,孔距3 ~ 5 mm。

(3)封底:用酒精灯小心烘烤琼脂板背面玻璃,或用琼脂板背面玻璃在酒精灯外焰切割2 ~ 3 次,使琼脂与玻璃板贴紧。

(4)加样:用微量加样器分别加抗原、抗体7 mL,抗原加在靠近负极的孔内,抗体加在靠近正极的孔内。

(5)电泳:将琼脂板放在电泳槽上,玻片上标正极端与负极端分别接电源正极和负极,各用2 ~ 3 层纱布将琼脂板两端与电极槽缓冲液相连接,接电压4 ~ 6 V/cm 电泳25 ~ 30 min。电泳完闭,关闭电源,取出琼脂板,在黑色背景上方,观察两孔间抗原-抗体复合物形成的白色沉淀线,记录结果。

5. 实验结果　抗原孔和抗体孔之间出现白色的沉淀线(图1-6)。

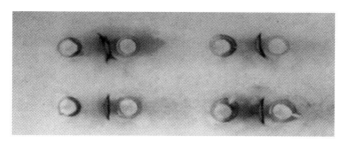

图1-6　对流免疫电泳实验结果

6. 注意事项

(1)不能弄破琼脂板。

(2)加样以盖满小孔为宜,加样不能太少或溢出。

(3)应将抗原端放在电泳槽的阴极端。

　思考题

(1)本次实验结果如果发现抗原孔和抗体孔之间没有出现沉淀线,可能有哪些原因?

(2)本次实验中如果抗原、抗体的正极和负极放反了,能出现沉淀线吗?为什么?

(3)抗原-抗体反应检测的意义有哪些?

　附录

沉淀反应示教片:

1. 单向免疫扩散　在含有特异抗体的琼脂板中打孔,并在孔中加入定量的抗原,当抗原向周围扩散后与琼脂中抗体相结合,即形成白色沉淀环,其直径或面积与抗原浓度呈正相关。同时用标准抗原或国际参考蛋白制成标准曲线,即可用以定量检测未知标本的抗原浓度(g/L 或 U/mL)。应用这一实验方法可检测正常人群或患者血清中 IgG、IgA 及 IgM 的水平(图1-7)。

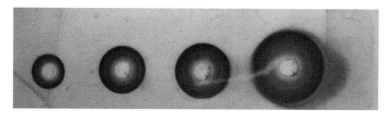

图1-7　单向免疫扩散

2. 双向免疫扩散　双向免疫扩散是指可溶性抗原与相应抗体在琼脂介质中相互扩散,彼此相遇后形成一定类型的特异性沉淀线。沉淀线的特征与位置不仅取决于抗原、抗体的特异性及相互间比例,而且与其分子大小及扩散速度相关。当抗原、抗体存在多个系统时,可呈现多条沉淀线乃至交叉反应。依据沉淀线的形态、条数、清晰度及位置可了解抗原或抗体的若干性质,如浓度、特异性等(图1-5)。

　　3. 火箭免疫电泳　　是将单向免疫扩散和电泳相结合的一种定量检测技术。电泳时,位于琼脂凝胶中的抗体不发生移动,而在电场的作用下促使样品中的抗原向正极泳动。当抗原与抗体分子达到适当比例时,形成一个形状如火箭的不溶性免疫复合物沉淀峰,峰的高度与检样中的抗原浓度呈正相关。因此,当琼脂中抗体浓度固定时,以不同稀释度标准抗原泳动后形成的沉淀峰为纵坐标,抗原浓度为横坐标,绘制标准曲线。根据样品的沉淀峰长度即可计算出待测抗原的含量;反之,当琼脂中抗原浓度固定时,便可测定待测抗体的含量(即反向火箭免疫电泳)(图1-8)。

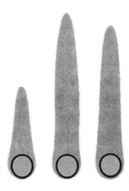

图1-8　火箭免疫电泳

　　4. 对流免疫电泳　　抗原孔和抗体孔之间出现白色的沉淀线(图1-6)。

实验二
细胞免疫功能的测定

细胞免疫即细胞介导免疫,有广义和狭义之分。广义的细胞免疫指除 T 细胞介导的特异性免疫外,还包括吞噬细胞、NK 细胞等的免疫作用;狭义的细胞免疫,仅指 T 细胞介导的免疫。

一、中性粒细胞吞噬功能试验

1. 实验目的

(1)熟悉中性粒细胞的吞噬作用的原理和方法。

(2)通过本实验理解机体的非特异性免疫机制。

2. 实验原理　吞噬作用是指细胞从周围环境摄取固体颗粒(如微生物或较大的细胞残片)的活动。血液中的中性粒细胞是一种小吞噬细胞,通过趋化、调理、吞入和杀菌等步骤,能吞噬和消化衰老、死亡细胞及病原微生物等异物,是机体非特异性免疫的重要组成部分。

吞噬细胞主要包括中性粒细胞和单核吞噬细胞两类。分别称为小吞噬细胞和大吞噬细胞(图 2-1)。

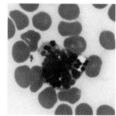
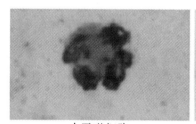
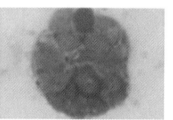

　a.中性粒细胞　　　　　小吞噬细胞　　　　　　大吞噬细胞
　　　　　　　　　　　　b.单核吞噬细胞

图 2-1　吞噬细胞

3. 实验材料

(1)无菌肉汤、白色葡萄球菌液、磷酸盐缓冲溶液(phosphate buffer saline,PBS)缓冲液、瑞氏染液(由酸性染料伊红和碱性染料亚甲蓝组成的复合染料,用甲醇溶解)。

(2)注射器、解剖器材、玻片、显微镜等。

4. 实验方法

(1)诱导:实验前 1 h 给小白鼠腹腔注射(头低位、曲形进针)无菌淀粉肉汤 2 mL,

笔记栏

诱导浆液渗出。

(2)注射:给小白鼠腹腔内注射白色葡萄球菌液 1 mL,轻揉腹部,让小鼠活动。

(3)取样:注射后 30 min 处死小白鼠,抽取腹腔液涂片。

(4)干燥:室温或者放温箱中完全干燥标本。

(5)瑞氏染色:①滴加 3～8 滴瑞氏染液于标本上,以完全盖住标本为宜,染色 20～30 s。②滴加 2 倍体积的缓冲液,吹打均匀。③5 min 后甩去玻片上的染液,吸水纸吸干。

(6)油镜镜检。

5.实验结果　油镜下见中性粒细胞胞浆呈淡蓝色,核分叶、紫红深染,白色葡萄球菌呈蓝色。可见中性粒细胞胞浆内吞噬有很多白色葡萄球菌。

6.注意事项

(1)注射菌液时不要注射到皮下或腹腔脏器,注射后轻揉腹部,以使液体在腹腔内分散均匀。

(2)注意掌握好染色时间。

思考题

大、小吞噬细胞的区别?

二、E 花环形成试验(示教)

1.实验目的　掌握 E 花环形成试验的实验原理和结果。

2.原理　CD2 是人 T 细胞独特的表面标志。在一定的条件下,绵羊红细胞(sheep red blood cell,SRBC)与 T 细胞表面的 CD2 结合,使 SRBC 环绕在 T 细胞的周围,形成玫瑰花样的细胞团。本实验可作为人外周血 T 细胞的鉴定和计数,同时作为人细胞免疫功能状态的一个检测指标,也是分离 T 细胞的常用方法之一。

3.实验材料

(1)肝素抗凝人外周血 1 mL。

(2)淋巴细胞分层液 2 mL。

(3)0.5% SRBC 悬液:将脱纤维的绵羊静脉血用 Hank's 液洗 3 次,再用 Hank's 液配制为含比容为 0.5% 的悬液(约含 SRBC $8 \times 10^7/mL$)。

(4)经 SRBC 吸收的灭活的新生小牛血清(neonatal bovine serum,NBS):取无菌 NBS 置 56 ℃水浴经 30 min 灭活,取已灭活的 NBS 2 体积,加入经洗涤后 SRBC 的比容 1 体积,混匀后置 37 ℃温箱 30 min,离心沉淀,吸取上层血清即成。

(5)Hank's 液:pH 值为 7.4。

(6)细胞计数板、尖吸管、载玻片、瑞氏染液等。

4.实验方法

(1)取肝素抗凝人外周血 1 mL 加 1 mL Hank's 液,混匀后用尖吸管将其加在 2 mL 分层液上。

(2)离心 2 000 r/min,30 min,用尖吸管吸取血浆与分层液界面处富含淋巴细胞的悬液置于另一洁净试管中。

（3）用 Hank's 液以 1 000 r/min,离心 10 min 冲洗细胞 2 次,末次弃上清液后再加入 Hank's 液 1 mL,混匀,用微量加样器吸取 0.02 mL 加于 0.38 mL 白细胞计数液中,在细胞计数板上于低倍镜下计数,并根据下式算出每毫升细胞数。

$$细胞数/mL=\frac{4 个大方格细胞总数}{4}\times10^4\times20(稀释倍数)$$

然后用 Hank's 液配制成 10^7/mL 细胞悬液。

（4）取 10^7/mL 细胞悬液 0.1 mL 加 0.1 mL 经 SRBC 吸收的灭活 NBS,再加 0.2 mL 0.5% SRBC 悬液,混匀,放 37 ℃温箱 5 min,低速离心 500 r/min,5 min,然后放 4 ℃冰箱 2 h 或过夜。

（5）取出试管,轻轻使沉淀的细胞悬浮,用尖吸管取出 1 滴置于载玻片上,盖上已滴加瑞氏染液的盖玻片,于高倍镜下观察计数。

5.实验结果　计数 200 个淋巴细胞,凡结合 3 个 SRBC 以上者为 E 花环阳性细胞（图 2-2）,求出百分率即为 T 细胞百分比,正常值为(68±9.9)%。

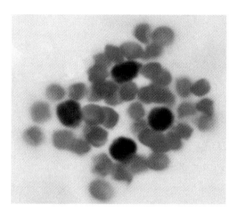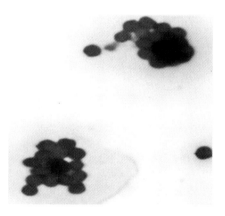

图 2-2　E 花环形态

6.注意事项　SRBC 自绵羊体内取出后限在 2 周内使用。

三、淋巴细胞转化试验（示教）

1.实验目的　掌握淋巴细胞转化试验的实验原理和结果。

2.实验原理　淋巴细胞在体外培养时,当受到非特异刺激物如植物血凝素(phytohemagglutinin,PHA)、刀豆蛋白 A、美洲商陆等有丝分裂原刺激后,转化为淋巴母细胞并且发生特征性的形态变化。淋巴细胞转化率的高低可以反映机体的细胞免疫水平,因此可作为测定机体免疫功能的指标之一。

3.实验材料

（1）细胞培养液、植物血凝素（PHA）、淋巴细胞分离液、Hank's 液、瑞氏染液。

（2）肝素抗凝管、滴管、吸管、刻度离心管、试管、细胞培养瓶、玻片、镜油。

4.实验方法

（1）取培养瓶（链霉素瓶洗净后高压灭菌）,在超净台或接种箱内按无菌操作加入 3~5 mL 配好的 RPMI-1640 细胞培养液。或者培养液配好后先分装于瓶中,小瓶用消毒橡皮塞塞紧,胶布封口,冰冻保存,需用时室温或37 ℃融化后使用。

(2)用消毒注射器取肝素抗凝血0.3 mL(7 号针头20 滴)加入上述含培养液的培养瓶中。

(3)按每5 mL培养液加入5 g/L PHA 溶液0.2～0.3 mL,使培养基中 PHA 的浓度达到200～300 mg/L。置37 ℃温箱中培养72 ,培养期间每天振摇一次。

(4)培养结束,吸弃瓶内上清液,取 Tris-NH^{4}Cl 溶液3 mL 加入瓶内,充分混匀。移入离心管内,置37 ℃水浴10 min。

(5)加适量生理盐水混匀,以1 500 r/min,离心10 min,弃上清,共洗2 次,摇匀沉淀细胞,推片,干燥,瑞氏染色。

5.实验结果　实验结果如图2-3所示,并根据下式算出转化率。

$$转化率=\frac{已转化的淋巴细胞数}{淋巴细胞总数}\times100\%$$

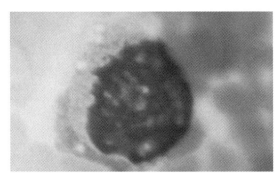

图2-3　转化的淋巴细胞

6.注意事项

(1)由于本实验需要培养3 d 才能观察结果。因此,在操作时应注意无菌操作,避免细菌污染,导致实验的失败。

(2)操作要轻柔、迅速,以免细胞损伤影响实验结果。

实验三
免疫标记技术

免疫标记技术是指用荧光素、酶、放射性同位素等对抗体或抗原进行标记,然后再通过检测标记物来观察抗原–抗体反应的实验技术。

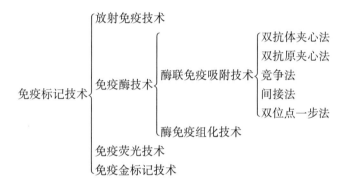

一、酶联免疫吸附技术(双抗体夹心法测定甲胎蛋白)

1. 实验目的

(1)掌握酶联免疫吸附技术的基本原理。

(2)了解利用双抗体夹心法测定甲胎蛋白(alpha–fetal protein,AFP)的方法。

2. 实验原理　酶联免疫吸附技术是一种集免疫学、生物化学及光学检测技术为一体的测定方法。将抗原或者抗体固定化后,加入酶标抗体或抗原,形成抗原–抗体复合物,再加入酶反应的底物后,底物被酶催化成为有色产物,产物的量与标本中受检物质的量直接相关,由此进行定性或定量分析。

3. 实验材料

(1)AFP 诊断试剂盒。

(2)AFP 阳性品对照品、阴性对照品、待检品。

(3)微量加样器、温箱。

4. 实验方法

(1)将包被孔编号,分别加入阳性对照、阴性对照及待测样品各 50 μL。

(2)在各孔内加入酶结合物 1 滴,37 ℃温育 30 min。

(3)甩掉孔内液体,然后在各孔中分别加入洗涤液 1 滴,摇匀,弃去,用蒸馏水或自来水加满各孔甩掉,反复 5 次,然后在吸水纸上吸干(倒扣在吸水纸上)。

(4)各孔内加入底物和显色液各1滴,轻轻摇动混匀,室温避光反应2～5 min,观察结果。

5.实验结果

(1)若待检孔显色浅于或等于阴性对照孔则判定为阴性。

(2)若待检孔显色深于或等于阳性对照孔则判定为阳性。

(3)若待检孔显色介于阴性对照孔和阳性对照孔则判定为弱阳性。

6.注意事项

(1)加样应加在加样孔的底部,避免产生气泡,防止产生假阴性。

(2)洗涤必须彻底,防止产生假阳性。

 思考题

(1)酶联免疫吸附技术的特点是什么?

(2)酶联免疫吸附技术中,最常用的酶是什么?

二、免疫金标记技术(妊娠诊断试纸检测HCG)

1.实验目的

(1)掌握免疫金标记技术的基本原理。

(2)掌握免疫金标记技术的临床意义。

2.实验原理　免疫金标记技术是将金颗粒标记抗原或抗体,用于检测相应抗体或抗原的一种实验方法。该技术主要利用了金颗粒具有高电子密度的特性,在金标蛋白结合处,在显微镜下可见黑褐色颗粒,当这些标记物在相应的配体处大量聚集时,肉眼可见红色或粉红色斑点,因而用于定性或半定量快速免疫检测方法中(图3-1)。

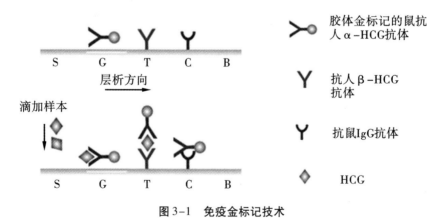

图3-1　免疫金标记技术

3.实验材料

(1)早早孕检测试纸条。

(2)HCG阴性对照品、待测样品。

4.实验方法

(1)待测样品、检测试纸和其他检测材料等在室温后检测。

笔记栏

(2)将测试纸有箭头的一端插入尿液标本容器中,5 s 后取出平放,5 min 内观察结果。

5. 实验结果

(1)阳性:在检测线位置和对照线位置各出现一条红色反应线。

(2)阴性:仅在对照线位置出现一条红色反应线。

(3)无效:测试纸无红色反应线出现,或仅在检测线位置出现一条反应线,表明实验失败或测试纸失效(图 3-2)。

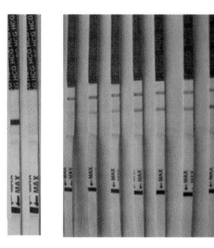

图 3-2　实验结果

6. 注意事项　测试纸插入尿液深度不可超过 MAX 标志线。

 思考题

(1)育龄妇女,停经 3 d,早早孕试纸条检测阳性,临床上应首先考虑何种情况?

(2)流产后,早早孕试纸条检测阳性,临床上应首先考虑何种情况?

实验四
动物(豚鼠)过敏性休克试验

豚鼠过敏反应属于Ⅰ型超敏反应,是一个经典的动物过敏性休克试验。此型过敏反应发生迅速,又称速发型变态反应,具有严格的特异性以及明显的个体差异特点。过敏反应过程中肥大细胞、嗜碱性粒细胞等细胞释放多种血管活性介质,作用于效应器官,引起特有症状。本实验主要观察豚鼠的过敏反应现象,重复性好、稳定、过敏现象明显,方法简单。

1. 实验目的

(1)掌握Ⅰ型超敏反应的机制、临床表现及特点。

(2)熟悉超敏反应的分类。

2. 实验原理　豚鼠过敏反应属Ⅰ型超敏反应,与人类的青霉素和异种血清所引起的过敏性休克类似。

先给豚鼠注射变应原(免疫马血清或鸡蛋清),经过一定时间,变应原刺激动物浆细胞产生 IgE 类抗体,此抗体的 Fc 段与肥大细胞或嗜碱性粒细胞表面的 FcεR 结合,使得 IgE 吸附在肥大细胞或嗜碱性粒细胞的表面,称为致敏阶段。当相同的较大量相应的变应原再次进入致敏机体时,即可与吸附在肥大细胞或嗜碱性粒细胞表面的 IgE 结合,引起一系列反应,使肥大细胞或嗜碱性粒细胞释放组胺、缓激肽、慢反应物质等生物活性介质,作用于效应器官,引起Ⅰ型超敏反应的发生,即发敏阶段。组胺是一种主要的生物活性介质,它的迅速释放,能扩张毛细血管和增加毛细血管通透性、刺激平滑肌收缩、促进黏膜腺体分泌,导致血压下降、呼吸困难等,甚至引起过敏性休克,导致死亡。

3. 实验材料

(1)豚鼠:体重 200 g 左右的豚鼠(每组 3 只,6 人一组)。

(2)变应原:免疫马血清、鸡蛋清。

(3)解剖器械(组织剪、组织镊、止血钳等)一套。

(4)其他:生理盐水、2～5 mL 一次性无菌注射器、针头、碘酒(碘伏)、70%～75%乙醇、棉球(或棉签)等。

4. 实验方法

(1)取豚鼠3只,编号标记:抓取方法是先用右手掌轻轻扣住豚鼠背部,抓住其肩胛下方,以拇指和示指抓住颈部将其轻轻提起(图4-1)。

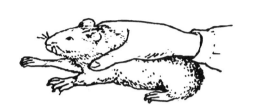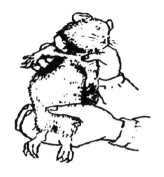

图 4-1　豚鼠的抓取方法

（2）致敏注射：取 3 只豚鼠，以豚鼠甲、乙、丙编号，其中豚鼠甲、乙 2 只经腹腔或皮下各注射 1∶10 马血清 0.1 mL，同样方法及途径给豚鼠丙注射 0.1 mL 生理盐水作为对照。然后将实验豚鼠分笼精心喂养，2 周后进行再次应答（发敏注射）。

（3）发敏注射：2 周后，取 2 周前的实验豚鼠，并由实验助手固定好豚鼠，找到心尖搏动处，用碘酒、乙醇依次消毒后，甲豚鼠心脏内（心腔内）注射鸡蛋清 1～2 mL，乙、丙两只豚鼠经心脏注入马血清 1～2 mL。

（4）注射后立即密切观察并记录动物的状态及反应现象。

5. 实验结果

（1）因为豚鼠甲初次应答注射的是免疫的马血清，再次应答注射的是鸡蛋清，因再次应答注射的变应原与初次不同，所以没有出现超敏反应症状。

（2）豚鼠乙初次应答和再次应答注射的变应原相同，发生超敏反应，在注射后数秒到数分，动物出现兴奋、不安、躁动、鼻翼扇动、前爪搔鼻、耸毛、打喷嚏等现象，继而发生气急及呼吸困难，站立不稳，痉挛性跳跃，大小便失禁，倒地挣扎而死。解剖见肺脏极度气肿，胀满整个胸腔，这是支气管平滑肌痉挛的结果。

（3）豚鼠丙初次注射的为生理盐水，不是变应原，所以，再次应答时虽然注射了免疫的马血清，也不会出现超敏反应。

6. 注意事项

（1）心脏内（心腔内）注射时，要固定好动物，以避免划破心脏。

（2）当看到注射器内有回血时说明针头已进入心腔内，方可注入变应原。

 思考题

（1）本实验中甲、丙两只豚鼠与乙豚鼠为什么会出现完全不同的反应现象？

（2）超敏反应是如何发生的？

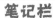

实验五
免疫血清的制备

免疫血清是机体受到抗原物质刺激后的血清,含有特异性免疫球蛋白。可直接应用于病原的诊断或感染性疾病的紧急预防和治疗;也可通过纯化血清中的免疫球蛋白来制作多种与免疫相关或不相关疾病的诊断和治疗制剂。

免疫血清又称抗血清或抗体,而从抗血清中纯化的免疫球蛋白则只能称为抗体。在传统的免疫学方法中,尤其是做细菌的血清学鉴定时,抗血清就能满足要求,无须纯化,因为纯化的过程将造成免疫球蛋白的丢失。但在现代免疫学方法中,由于免疫标记和反应精确度的需要,必须纯化抗血清的有效成分,即获得免疫球蛋白甚至是某一类或亚类的免疫球蛋白。

抗体的制备大致包括 3 个阶段,即抗原的制备与纯化、动物免疫和血清分离纯化与鉴定。

抗原是制备抗体的先决条件,要制备高质量的抗体,必须首先获得特异性高的抗原性物质。抗体制备的方案视抗原的性质不同而异。

1.实验目的　本实验制备伤寒沙门菌"O"抗体和抗人全血清,要求掌握免疫血清制备的原理及其方法步骤。

2.实验原理　用抗原刺激机体可以使机体产生抗体,抗原与抗体是一对概念,抗原的纯度和活性影响着其免疫动物后获得的抗体的特异性和滴度。根据抗体产生的一般规律,视抗原的性质选择不同的途径免疫动物,经初次、再次免疫的过程,使得动物血清中产生足量的特异性抗体,继而分离血清并纯化免疫球蛋白,得到免疫血清或抗体。

3.实验材料

(1)抗原与免疫对象:细菌菌种(伤寒沙门菌 O901)、混合人全血清、健康家兔。

(2)福氏佐剂:①福氏不完全佐剂,称取羊毛脂 5 g,逐滴加入液状石蜡 20 mL[羊毛脂:液状石蜡可为(1∶1)~(1∶4)],高压灭菌后 4 ℃保存备用。②福氏完全佐剂,于不完全佐剂中加入卡介苗 2~20 g/L,研钵中研磨乳化后即为完全佐剂,冰箱保存备用。

(3)生理盐水、麦氏比浊管、甘油、防腐剂(0.02% 叠氮钠或 0.01% 硫柳汞)等。

(4)剪刀、镊子、注射器、研钵、试管等器材和冰箱、离心机等仪器。

4.实验方法

(1)伤寒沙门菌"O"抗原的制备:

1)伤寒沙门菌"O"抗原的制备:经革兰氏染色做细菌纯度鉴定的伤寒沙门

菌 O901,密集画线接种于普通琼脂平板(若需大量制备,可接种于用柯氏瓶制备的琼脂培养基),37 ℃培养 24～48 h 后,用生理盐水将细菌菌苔洗于清洁、无菌的三角烧瓶中,置 60 ℃水浴或隔水煮沸 1 h 以破坏细菌的鞭毛,用滤纸过滤(大量制备时)或移入离心管 4 000 r/min 离心 10～20 min(少量时)。将滤过的菌液接种少量于琼脂平板进行无菌实验(37 ℃,24 h),确定无菌后用生理盐水调整菌液浓度至 10^9 个/mL,此为细菌"O"抗原,置 4 ℃保存备用。若制备鞭毛抗原,则可用含有 5% 石炭酸(苯酚)的生理盐水洗下琼脂平板上的菌苔,37 ℃温育 48 h 后做无菌实验,滤过后用生理盐水配成一定浓度。

2)伤寒沙门菌"O"抗原免疫方案:用于免疫动物的菌液浓度视菌种的不同而异,伤寒沙门菌、志贺菌等肠道杆菌,免疫浓度多为 10^9 个/mL 左右。细菌性抗原的免疫方案大致相同(表 5-1)。

表 5-1　伤寒沙门菌"O"抗原的免疫方案

免疫日期(d)	免疫途径	抗原	免疫剂量(mL)
1	多点皮内	伤寒沙门菌"O"抗原	1.0
6	静脉	伤寒沙门菌"O"抗原	0.5
11	静脉	伤寒沙门菌"O"抗原	0.5
16	静脉	伤寒沙门菌"O"抗原	1.0
19	静脉	伤寒沙门菌"O"抗原	2.0

3)试血:末次免疫 7 d 后即可试血,耳静脉或心脏采血,分离血清与伤寒沙门菌"O"抗原做试管凝集试验,凝集效价(滴度)在(1∶3 200)～(1∶1 600),之间时即可放血,若效价较低可继续加强免疫。

4)放血:颈动脉放血(也可心脏采血),以最大限度地获得血清。

(2)抗人全血清的制备:

1)抗原-福氏完全佐剂:取混合人全血清,用生理盐水做 1∶4 稀释。将稀释血清按与完全佐剂 1∶1 体积的比例混合,制成油包水状态,具体方法如下。

研磨法:取完全佐剂置于无菌研钵中,然后逐滴加入稀释混合人血清,边加边研磨,直至滴 1 滴至水中不散开为止,此即完全乳化的油包水状态。若为不完全佐剂,则像加入人全血清那样,按 2～20 g/L 的量加入卡介苗。

注射器法:即用 2 个注射器对接,使佐剂与抗原往返推拉,以至乳化。另外,也可将佐剂置磁力搅拌器上,边搅拌边滴加抗原并继续搅拌,使其完全乳化。

2)抗原-福氏完全佐剂免疫动物:取健康家兔,用剪刀剪去家兔双后足足掌的毛,碘酒和酒精棉球消毒,每只足掌注射抗原-福氏完全佐剂 0.5 mL。2 周后,再于腘窝淋巴结内注射抗原-福氏完全佐剂,每侧注射 0.5 mL。

3)无佐剂的人血清加强免疫:上述免疫 1 周后,耳静脉注射人血清(1∶2 稀释)0.5 mL 左右以加强免疫,如此重复 1～2 次,并于最后一次注射 1 周后采血。

4)试血:采血方法同伤寒沙门菌"O"抗体制备。试血时,环状沉淀测定的抗体效价达到 1∶5 000,双向琼脂扩散试验效价达到 1∶16 以上即可放血收集血清。如效价不够,可追加免疫。

5)抗血清采集:颈动脉放血或心脏采血获得的兔血,置 37 ℃促进血块收缩,并用毛细吸管吸取血清,经 3 000 r/min 离心去除残留的红细胞。

(3)抗血清的鉴定:获得的免疫血清需要进行特异性检测、亲和力测定和效价滴定。针对颗粒性抗原的免疫血清效价,可通过凝集或溶细胞试验(如溶血素效价滴定)检测;可溶性抗原相应抗体的效价和纯度多选用环状沉淀、琼脂扩散和免疫电泳的方法检测;酶免疫测定、放射免疫分析及平衡透析等方法可用于抗体的特异性和亲和力测定;抗血清鉴定的方法详见后述相应实验。

(4)抗血清的纯化:更加精细的免疫实验需要从抗血清中提取免疫球蛋白,此过程称为抗血清的纯化。纯化的步骤为 50% 饱和硫酸铵盐析以沉淀血清球蛋白,应用透析或分子筛法除盐。除盐后的球蛋白过阴离子交换柱(二乙氨乙基纤维素),根据不同类别免疫球蛋白的等电点,选用不同 pH 值和离子强度的缓冲液分别洗脱;高渗或风干法浓缩免疫球蛋白,若使用冷冻干燥器则可获得干燥制品。

(5)抗血清的保存:抗体的保存以浓度 20~30 g/L 为宜,加入 0.01% 的硫柳汞或 0.1% 的叠氮钠防腐,并加入等量的中性甘油,分装小瓶,-20 ℃以下保存,数月至数年内抗体效价无明显改变。

第二篇 医学微生物学实验

实验六
普通光学显微镜的构造和使用方法

实验目的:熟悉普通光学显微镜的构造及各部分的功能,学习并掌握油镜的原理和使用方法。

实验原理:微生物个体微小,必须借助显微镜才能观察到微生物的个体形态和细胞构造。早期的显微镜仅由少数几块透镜组成,难以消除物像的像差和色差。现代普通光学显微镜利用目镜和物镜两组透镜系统来放大成像,故又常被称为复式显微镜。它们由机械装置和光学系统两大部分组成。

(一)显微镜的机械装置

显微镜的机械装置包括镜座、镜筒、物镜转换器、载物台、推进器、粗调节器、细调节器等部件(图6-1)。

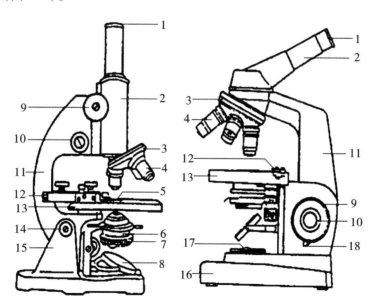

图6-1 光学显微镜的构造

1.目镜 2.镜筒 3.物镜转换器 4.物镜 5.通光孔 6.聚光器 7.光圈 8.反光镜 9.粗调节器
10.细调节器 11.镜臂 12.推进器 13.载物台 14.倾斜关节 15.镜柱 16.镜座 17.照明装置
18.粗调限位环凸柄

笔记栏
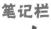

1. 镜座　镜座是显微镜的基本支架,它由底座和镜臂两部分组成。在它上面连接有载物台和镜筒,它是用来安装光学放大系统部件的基础。

2. 镜筒　镜筒上接目镜,下接转换器,形成接目镜与接物镜(装在转换器下)间的暗室。

从物镜的后缘到镜筒尾端的距离称为机械筒长。因为物镜的放大率是对一定的镜筒长度而言的。镜筒长度的变化,不仅放大倍率随之变化,而且成像质量也受影响。因此,使用显微镜时,不能任意改变镜筒长度。国际上将显微镜的标准筒长定为 160 mm,此数字标在物镜的外壳上。

3. 物镜转换器　物镜转换器上可安装 3~4 个接物镜,一般是 3 个接物镜(低倍、高倍、油镜)。通常显微镜装有 4 个物镜。转动转换器,可以按需要将其中的任何一个接物镜和镜筒接通,与镜筒上面的接目镜构成一个放大系统。

4. 载物台　载物台中央有一孔,为光线通路。在台上装有弹簧标本夹和推动器,其作用为固定或移动标本的位置,使得镜检对象恰好位于视野中心。

5. 推进器　是移动标本的机械装置,它是由一横一纵 2 个推进齿轴的金属架构成的,好的显微镜在纵横架杆上刻有刻度标尺,构成很精密的平面坐标系。如果我们需要重复观察已检查标本的某一部分,在第一次检查时,可记下纵横标尺的数值,以后按数值移动推动器,就可以找到原来标本的位置。

6. 粗调节器　粗调节器是移动镜筒调节接物镜和标本间距离的机件,老式显微镜粗调节器向前扭,镜头下降接近标本。新近出产的显微镜(如 Nikon 显微镜)镜检时,右手向前扭,载物台上升,让标本接近物镜,反之则下降,标本脱离物镜。

7. 细调节器　用粗调节器只可以粗放地调节焦距,要得到最清晰的物像,需要用细调节器做进一步调节。细调器每转一圈镜筒移动 0.1 mm(100 μm)。新近出产的较高档次的显微镜的粗调节器和细调节器是共轴的。

(二)显微镜的光学系统

显微镜的光学系统由反光镜、聚光器、物镜、目镜等组成,光学系统使物体放大,形成物体放大像,见图 6-1。

1. 反光镜　较早的普通光学显微镜是用自然光检视物体,在镜座上装有反光镜。反光镜是由一平面和另一凹面的镜子组成,可以将投射在它上面的光线反射到聚光器透镜的中央,照明标本。不用聚光器时用凹面镜,凹面镜能起会聚光线的作用。用聚光器时,一般都用平面镜。新近出产的较高档次的显微镜镜座上装有光源,并有电流调节螺旋,可通过调节电流大小调节光照强度。

2. 聚光器　聚光器在载物台下面,它是由聚光透镜、虹彩光圈和升降螺旋组成的。聚光器可分为明视场聚光器和暗视场聚光镜。普通光学显微镜配置的都是明视场聚光器,明视场聚光器有阿贝聚光器、齐明聚光器和摇出聚光器。阿贝聚光器在物镜数值孔径高于 0.6 时会显示出色差和球差。齐明聚光器对色差、球差和慧差的校正程度很高,是明视场镜检中质量最好的聚光器,但它不适于 4 倍以下的物镜。摇出聚光器能将聚光器上透镜从光路中摇出满足低倍物镜(4×)大视场照明的需要。

聚光器安装在载物台下,其作用是将光源经反光镜反射来的光线聚焦于样品上,以得到最强的照明,使物像获得明亮清晰的效果。聚光器的高低可以调节,使焦点落在被检物体上,以得到最大亮度。一般聚光器的焦点在其上方 1.25 mm 处,而其上升限度为载物台平面下方0.1 mm。因此,要求使用的载玻片厚度应在0.8~1.2 mm之间,否则被检样品不在焦点上,影响镜检效果。聚光器前透镜组前面还装有虹彩光圈,它可以开大和缩小,影响着成像的分辨力和反差,若将虹彩光圈开放过大,超过物镜的数值孔径时,便产生光斑;若收缩虹彩光圈过小,分辨力下降,反差增大。因此,在观察时,通过虹彩光圈的调节再把视场光阑(带有视场光阑的显微镜)开启到视场周缘的外切处,使不在视场内的物体得不到任何光线的照明,以避免散射光的干扰。

3. 物镜　安装在镜筒前端转换器上的接物透镜利用光线使被检物体第一次造像,物镜成像的质量,对分辨力有着决定性的影响。物镜的性能取决于物镜的数值孔径(numerical apeature),用N_A表示,每个物镜的数值孔径都标在物镜的外壳上,数值孔径越大,物镜的性能越好。

物镜的种类很多,可从不同角度来分类。根据物镜前透镜与被检物体之间的介质不同,可分为以下2种。①干燥系物镜:以空气为介质,如常用的40×以下的物镜,数值孔径均小于1。②油浸系物镜:常以香柏油为介质,此物镜又叫油镜头,其放大率为90×~100×,数值孔值大于1。

根据物镜放大率的高低,可分为:①低倍物镜,指1×~6×,N_A值为0.04~0.15;②中倍物镜,指6×~25×,N_A值为0.15~0.40;③高倍物镜,指25×~63×,N_A值为0.35~0.95;④油浸物镜,指90×~100×,N_A值为1.25~1.40。

根据物镜像差校正的程度来分类可分为:①消色差物镜,是最常用的物镜,外壳上标有"Ach"字样,该物镜可以除红光和青光形成的色差。镜检时通常与惠更斯目镜配合使用。②复消色差物镜,物镜外壳上标有"Apo"字样,除能校正红、蓝、绿三色光的色差外,还能校正黄色光造成的相差,通常与补偿目镜配合使用。③特种物镜,在上述物镜基础上,为达到某些特定观察效果而制造的物镜。如带校正环物镜、带视场光阑物镜、相差物镜、荧光物镜、无应变物镜、无罩物镜、长工作距离物镜等。目前在研究中常用的物镜还有半复消色差物镜、平场物镜、平场复消色差物镜、超平场物镜、超平场复消色差物镜等。

4. 目镜　目镜的作用是把物镜放大了的实像再放大一次,并把物像映入观察者的眼中。目镜的结构较物镜简单,普通光学显微镜的目镜通常由2块透镜组成,上端的一块透镜称"接目镜",下端的透镜称"场镜"。上下透镜之间或在2个透镜的下方,装有由金属制的环状光阑或叫"视场光阑",物镜放大后的中间像就落在视场光阑平面处,所以其上可安置目镜测微尺。

普通光学显微镜常用的目镜为惠更斯目镜,如要进行研究用时,一般选用性能更好的目镜,如补偿目镜、平场目镜、广视场目镜,照相时选用照相目镜。

(三)光学显微镜的成像原理

显微镜的放大是通过透镜来完成的。单透镜成像具有像差和色差,影响物像质量。由单透镜组合而成的透镜组相当于一个凸透镜,放大作用更好,可消除或部分消除像差或色差。图6-2是显微镜的成像原理模式。A1B1和眼睛的距离为显微镜的明视距离,标本AB的像经过物镜后到A1B1处成为一个放大倒立的实像(中间像)。当光线传到目镜时,在A2B2被放大成一个直立的虚像,然后传递到视网膜上,标本AB就被放大了,人眼看到的是AB被放大后的虚像,A2B2与原样品像的方向是相反的。

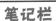

笔记栏

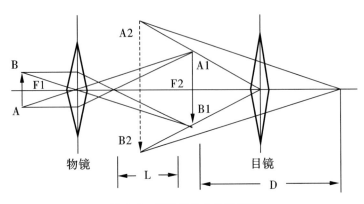

图 6-2　显微镜放大光学原理

AB:物体　A1B1:物镜放大图像　A2B2:目镜放大图像　F1:物镜的焦距
F2:目镜的焦距　L:光学镜筒长度(即物镜后焦点与目镜前焦点之间的距
离)　D:明视距离(人眼的正常明视距离为250 mm)

1.增加照明亮度　油镜的放大倍数可达100×,放大倍数这样大的镜头,焦距很短,直径很小,但所需要的光照强度却很大。从承载标本的玻片透过来的光线,因介质密度不同(从玻片进入空气,再进入镜头),有些光线会因折射或全反射,不能进入镜头,致使在使用油镜时会因射入的光线较少,物像显现不清。所以为了不使通过的光线有所损失,在使用油镜时需要在油镜与玻片之间加入与玻璃的折射率($n=1.55$)相仿的油镜(通常用香柏油,其折射率 $n=1.52$)。

2.增加显微镜的分辨率　显微镜的分辨率或分辨力是指显微镜能辨别两点之间的最小距离的能力。从物理学角度看,光学显微镜的分辨率受光的干涉现象及所用物镜性能的限制。

光学显微的光源不可能超出可见光的波长范围($0.4 \sim 0.7 \mu m$),而数值孔径值则取决于物镜的镜口角和玻片与镜头间介质的折射率。

(四)显微镜的性能

显微镜分辨能力的高低取决于光学系统的各种条件。被观察的物体必须放大率高,而且清晰,物体放大后,能否呈现清晰的细微结构,首先取决于物镜的性能,其次为目镜和聚光镜的性能。

1.数值孔径　也叫作镜口率或开口率,简写为 N_A,在物镜和聚光器上都标有它们的数值孔径,数值孔径是物镜和聚光器的主要参数,也是判断它们性能的最重要指标。数值孔径和显微镜的各种性能有密切的关系,它与显微镜的分辨力成正比,与焦深成反比,与镜像亮度的平方根成正比。数值孔径可用下式表示:

$$N_A = n \cdot \sin\alpha$$

式中,n 为物镜与标本之间的介质折射率,α 为物镜的镜口角。所谓镜口角是指从物镜光轴上的物点发出的光线与物镜前透镜有效直径的边缘所张的角度,见图6-3。

镜口角 α 总是小于180°,θ 为 $\alpha/2$。因为空气的折射率为1,所以干燥物镜的数值孔径总是小于1,一般为 $0.05 \sim 0.95$;油浸物镜如用香柏油(折射率为1.52)浸没,则数值孔径最大可接近 1.5。虽然理论上数值孔径的极限等于所用浸没介质的折射率，但实际上从透镜的制造技术看，是不可能达到这一极限的。通常在实用范围内，高级油浸物镜的最大数值孔径是 1.4。

几种物质的介质的折射率为：空气为 1.00，水为 1.33，玻璃为 1.55，甘油为 1.47，香柏油为 1.52。介质折射率对物镜光线通路的影响见图 6-4。

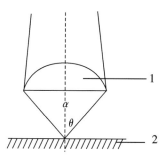
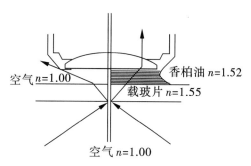

图 6-3　物镜的光线入射角　　　图 6-4　干燥物镜和油浸系物镜光线通路

2. 分辨力　可用下式表示：

$$D = \lambda / (2N_A)$$

式中，D 为分辨力，λ 为光波波长，N_A 为物镜的数值孔径值。

可见光的波长为 0.4～0.7 μm，平均波长为 0.55 μm。若用数值孔径为 0.65 的物镜，则 $D = 0.55$ μm/$(2×0.65) = 0.42$ μm，这表示被检物体在 0.42 μm 以上时可被观察到，若小于 0.42 μm 就不能视见。如果使用数值孔径为 1.25 的物镜，则 $D = 0.22$ μm，这表示凡被检物体长度大于这个数值，均能视见。由此可见，D 值愈小，分辨力愈高，物像愈清楚。根据上式，可通过：①减低波长；②增大折射率；③加大镜口角来提高分辨力。紫外线作为光源的显微镜和电子显微镜就是利用短光波来提高分辨力以检视较小的物体的。物镜分辨力的高低与造像是否清楚有密切的关系。目镜没有这种性能。目镜只放大物镜所造的像。

3. 放大率　显微镜放大物体，首先经过物镜第一次放大造像，目镜在明视距离造成第二次放大像。放大率就是最后的像和原物体两者体积大小之比。因此，显微镜的放大率（V）等于物镜放大率（V_1）和目镜放大率（V_2）的乘积，即：

$$V = V_1 × V_2$$

4. 焦深　在显微镜下观察一个标本时，焦点对在某一像面时，物像最清晰，此像面为目的面。在视野内除目的面外，还能在目的面的上面和下面看见模糊的物像，这两个面之间的距离称为焦深。物镜的焦深和数值孔径及放大率成反比：即数值孔径和放大率愈大，焦深愈小。因此调节油镜比调节低倍镜要更加仔细，否则容易使物像滑过而找不到。

（五）显微镜的操作步骤

显微镜是精密贵重的仪器，应严格遵守操作规程。

（1）取镜：打开镜箱，右手握住镜臂，左手托住镜座，轻轻放在桌上。

（2）检查各部位零件是否完好，用纱布把镜身擦干净（接物镜、接目镜用擦镜纸拭擦）。

（3）调节光线:将低倍镜转至镜筒下方,转动粗调节器,使镜头离载物台1 cm,开放光圈,升高聚光器,调节反光镜(一般在自然光下用平面反光镜)使视野内有均等的光线。水浸标本应用较弱的光线,染色标本宜用强光。

（4）将标本置载物台上,使之正好在接物镜的下方。

（5）低倍镜观察:转动粗调节器使物镜向下降至距标本0.5 cm处,用眼从目镜处观察,同时转动粗调节器使镜筒慢慢升起,待看到物像时,再用细调节器调节至清晰看见为止(初学者要注意分辨聚光器上或载物片或镜头上面的灰尘,以免误认为待观察物)。

（6）高倍镜观察:在低倍镜下观察到的物体用推动器移至视野中心,然后移动转换器,将高倍镜直接转到镜筒下方,然后由接目镜观察,调节光圈及聚光器获得适当的照明,再转动细调节器可看见物像(不要转动粗调节器)。并将要观察部分移至视野中央。

（7）油镜的使用:油镜的工作距离(指物镜前透镜的表面到被检物体之间的距离)很短,一般在0.2 mm以内,再加上一些光学显微镜的油镜没有"弹簧装置",因此使用油镜时要特别细心,避免由于"调焦"不慎而压碎标本片并使物镜受损。

1）用粗调节器将镜筒转起约2 cm,将油镜转至镜筒下方,加液体蜡(香柏油)1滴于载玻片所要观察的部位上。

2）用粗调节器轻轻将镜筒转下,此时应从显微镜侧方注意观察,使油镜浸入油中,并与标本片几乎相接触为止。

3）调节聚光器、光圈,使得照明适宜,然后将粗调节器轻轻向后转动,使镜筒极其缓慢地上升,至能见到模糊物像为止。

4）转动细调节器,使物像完全清晰。如上升时油镜已离开油面,仍未见到物像,必须再从侧面注视,将油镜降下,重复操作,直到看清物像为止。必须用粗调节器找到模糊物像后再用细调节器调节至物像清楚,否则禁止用细调节器。

5）油镜使用完毕后,将镜筒升起,取下载玻片,用一片擦镜纸擦镜头上的油,如用香柏油则再用一片擦镜纸沾二甲苯(或苯)少许擦沾在镜头上的残存油渍。然后再用干净的擦镜纸小心地将二甲苯擦干净,以免黏合透镜的树脂或麻仁油溶解而损坏镜头。

6）显微镜使用完毕后,应将镜头转成"八"字式,或将最低倍数镜头转至镜筒下方,再降下镜筒与聚光器,放平反光镜,拭去灰尘,归置箱中。

7）显微镜应放在干燥阴凉的地方,不要放在强烈日光下照射。潮湿季节要经常擦镜头,或在镜匣内放上硅胶干燥剂,以免长霉而损坏镜头。

 思考题

（1）用油镜观察时应注意哪些问题? 在载玻片和镜头之间加滴什么油? 起什么作用?

（2）试列表比较低倍镜、高倍镜及油镜各方面的差异。为什么在使用高倍镜及油镜时应特别注意避免粗调节器的误操作?

实验七
细菌形态学检查

一、不染色标本检查法

1. 实验目的

(1)熟悉细菌不染色标本检查法。

(2)了解不染色标本检查法的临床意义。

2. 实验材料

(1)菌种:变形杆菌、葡萄球菌。

(2)培养基:肉汤培养基。

(3)其他:载玻片、凹玻片、盖玻片、凡士林、小镊子。

3. 实验方法

(1)悬滴法

1)取洁净凹玻片1张,在凹窝四周涂凡士林少许。

2)用接种环取1环变形杆菌或葡萄球菌6~12 h肉汤培养物于盖玻片中央。

3)将凹玻片倒合于盖玻片上,使凹窝中央正对菌液。

4)迅速翻转凹玻片,用小镊子轻压盖玻片,使之与凹窝边缘黏紧封闭,以防水分蒸发(图7-1)。

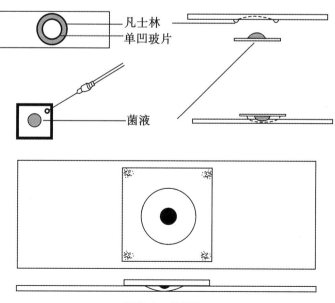

凡士林
单凹玻片
菌液

图7-1　悬滴法

5）先用低倍镜找到悬滴,再换高倍镜。因为是不染色标本,背景稍暗些易于观察,因此,在观察时应下降聚光器、缩小光圈,以减少光亮。变形杆菌有鞭毛,运动活泼,可向不同方向迅速移动,位置移动明显,葡萄球菌无鞭毛,不能做真正的运动,但受水分子的撞击而呈分子运动(布朗运动),即在一定范围内做往复颤动,位置移动不大。

（2）压滴法

1）用接种环分别取葡萄球菌及变形杆菌菌液 2～3 环,置于干净载玻片中央。

2）用小镊子夹一盖玻片,先使盖玻片一边接触菌液,然后缓缓放下,覆盖于菌液上,避免菌液中产生气泡。

3）先用低倍镜找到观察部位,再换高倍镜观察细菌的运动。观察不染色标本中细菌的运动,除用光学显微镜外,还可用暗视野显微镜。

二、单染色法

1. 实验目的

（1）熟悉细菌单染色标本的制备过程。

（2）用油镜观察细菌的形态结构。

2. 实验原理　由于细菌微小,加之它与周围的水环境光学性质相近,从而用一般光学显微镜不易看到它。通常用染色的方法增加反差,有助于细菌标本的观察。染料有带阴离子发色团的酸性染料和带阳离子发色团的碱性染料。由于在一般生理条件下(pH 值为 7.4 左右)细声菌体都带负电荷,从而更容易与碱性染料相结合。常用的碱性染料有结晶紫、亚甲蓝和碱性复红。

染色法又分单染色法和复染色法两大类。单染色法即仅用一种染料着色,所有的细菌均被染成一种颜色,可用来观察细菌的形态和排列方式,但无鉴别细菌的作用。复染色法又称鉴别染色法,通常用两种或两种以上的染料着色,由于不同种类的细菌或同种细菌的不同组成结构对染料有不同的反应性而被染成不同的颜色,从而有鉴别细菌的作用。

3. 实验材料

（1）细菌:金黄色葡萄球菌平板或斜面培养物 1 支,大肠杆菌平板或斜面培养物 1 支。

（2）试剂:亚甲蓝染色液、复红染色液、香柏油、生理盐水、二甲苯。

（3）其他:载玻片、吸水纸、接种环、酒精灯、擦镜纸、显微镜。

4. 实验方法

（1）涂片(图 7-2):①取载玻片 1 张,拭净。②接种环火焰灭菌,取生理盐水一滴,放在载玻片中央(如被检材料是液体,可不加生理盐水)。③左手斜持菌种管,右手持接种环,经火焰灭菌后,用右手小指拔开菌种管棉塞,管口通过火焰,将接种环插入管中取菌少许(切不可多,更不可将培养基刮下)。④取好菌后,管口及棉塞均需火焰灭菌后,再塞好棉塞。⑤将接种环上的细菌加入载玻片上的水滴内磨匀,涂成直径约 1 cm 的菌膜。⑥接种环经火焰灭菌。

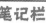

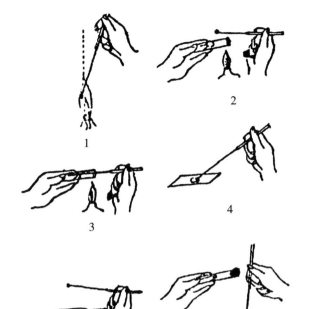

图7-2　细菌涂片制备

（2）干燥：涂片置于空气中,使其自然干燥。

（3）固定：干燥后将涂片在火焰上缓缓通过3次,此为"固定"。其目的为杀死细菌,使蛋白质凝固,易于着色;改变其通透性,利于染液进入;使菌体黏附于载玻片上,以防止染色和水洗时脱落;保持细菌原有的形态、结构。

（4）染色：①在固定后的标本上加亚甲蓝染色液（或复红染色液）以覆满标本为度,染色1~2 min。②细流水自载玻片一端徐徐冲洗。③待其自然干燥或用吸水纸轻轻吸干。

三、革兰氏染色法

1. 实验目的
（1）掌握细菌的革兰氏染色法。
（2）用油镜观察革兰氏阳性细菌和革兰氏阴性细菌的形态结构。

2. 实验原理　最常用的细菌复染色法是革兰氏染色（Gram staining）法。可分为结晶紫初染、卢戈氏碘液媒染、乙醇脱色和复红复染等步骤。采用革兰氏染色法可将细菌分为两大类,它是细菌分类和鉴定的基础。凡能使第一种染料结晶紫保留蓝紫色的细菌叫作革兰氏阳性（G^+）细菌,凡被乙醇脱色后染上对比染液沙黄或稀释复红而呈红色的细菌叫作革兰氏阴性（G^-）细菌。

一般认为,革兰氏染色法与下列诸因素有关：①革兰氏阳性细菌等电点低（pI值=2~3）,而革兰氏阴性细菌等电点高（pI值=4~5）,因此在一般生理条件下（pH值7.4左右）,革兰氏阳性细菌所带的负电荷要比阴性菌多得多,从而与碱性染料结晶紫结合牢固。②革兰氏阴性细菌细胞壁有外膜结构,含有较多的脂质成分,对乙醇作用敏感,脂质被乙醇溶解,造成细胞壁破损,结晶紫-碘复合物容易被抽提出来而脱色。③革兰氏阳性细菌细胞壁脂质含量低,对乙醇作用不敏感,且革兰氏阳性细菌细胞壁含有多层致密(交联度大)的肽聚糖层以及带有大量负电荷的磷壁酸,结晶紫-碘复合物与细胞壁结合紧密,染料不易被乙醇抽提出来,仍保留结晶紫的蓝紫色。

3. 实验材料

(1)细菌:金黄色葡萄球菌平板培养物,大肠杆菌平板培养物。

(2)试剂:结晶紫、95%乙醇、碘液、稀释复红染色液各一瓶,香柏油,擦镜液,生理盐水。

(3)其他:载玻片、吸水纸、接种环、酒精灯、擦镜纸、显微镜。

4. 实验方法(图7-3)

(1)涂片、干燥、固定:同单染色法。

(2)初染:加结晶紫染液于标本上,使其覆满标本,染色1~2 min,细水冲洗。

(3)媒染:加复方碘溶液染1 min,细水冲洗。

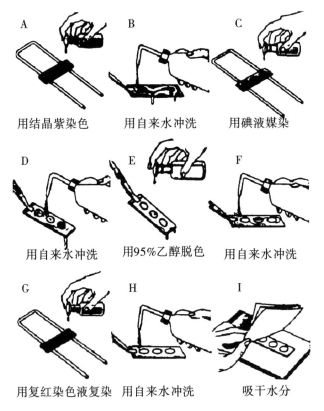

图7-3 细菌革兰氏染色法

(4)脱色:加95%乙醇于载玻片上,脱色约30 s,倾去乙醇,脱色1次,细水冲洗。

(5)复染:加稀释复红染色液复染约30 s,细水冲洗,待其自然干燥或用吸水纸轻轻吸干。

(6)镜检:油镜观察。

5.实验结果与讨论
(1)说明细菌革兰氏染色的原理。
(2)分别绘出革兰氏阳性细菌和革兰氏阴性细菌的形态。

四、芽孢染色法

1.实验目的
(1)熟悉细菌芽孢的染色方法。
(2)用油镜观察细菌芽孢的形态结构。

2.实验原理　细菌芽孢具有致密的多层壁膜结构,通透性低,难以染色,常规的染色方法不能进行染色,故需采用加温染色法。由于细菌菌体和芽孢对染料的亲和力不同,采用不同的染料染色,可使芽孢和菌体呈不同的颜色。芽孢染色包括孔雀绿初染和沙黄复染。当先用弱碱性染料孔雀绿在加热条件下进行染色时,染料同时进入菌体和芽孢。经水洗后,菌体脱色,而芽孢由于其通透性低,染料不能被洗出。当用沙黄染液复染后,镜检可见芽孢呈绿色,菌体呈淡红色。

3.实验材料
(1)细菌:枯草芽孢杆菌48 h琼脂斜面培养物1支。
(2)试剂:0.5%孔雀绿染液、0.5%沙黄水溶液、生理盐水、香柏油、二甲苯。
(3)其他:载玻片、吸水纸、接种环、酒精灯、擦镜纸、显微镜。

4.实验方法
(1)取菌、涂片、固定:同单染法。
(2)加0.5%孔雀绿染液以覆盖菌膜为宜,加温染色1 min,水洗。
(3)以0.5%沙黄水溶液复染30 s,水洗。
(4)吸水纸吸干或晾干。
(5)油镜观察,芽孢呈绿色,菌体呈淡红色。

5.实验结果与讨论
(1)为什么细菌芽孢需采用加温染色法?
(2)分别绘出细菌及其芽孢的形态,并说明其所染的颜色。

五、荚膜染色法

1.实验目的
(1)熟悉细菌荚膜的染色方法。
(2)用油镜观察细菌荚膜的形态结构。

2.实验原理　荚膜是细菌在一定营养条件下向细胞壁表面分泌的一层松散透明、黏度大的胶状物质,其组成随细菌种类而异,多数为多糖或多肽类物质。荚膜不易着色,可采用负染色法,即将菌体和背景着色,菌体周围的透明层即为荚膜。由于荚膜为非离子型,染料只附着表面而不能与其结合;同时,荚膜为水溶性物质,硫酸铜可用来洗去荚膜表面的染料而不能去除与细胞结合的染料,所以负染色后,菌体呈红色,硫酸铜吸附到荚膜上而使其显亮蓝色。细菌荚膜易变形,制片时一般不用加热固定。

笔记栏

3. 实验材料

(1)细菌:肺炎球菌培养液。

(2)动物:小白鼠。

(3)试剂:石炭酸复红染液、20% 硫酸铜溶液、生理盐水、香柏油、二甲苯。

(4)其他:注射器、载玻片、吸水纸、接种环、酒精灯、擦镜纸、显微镜。

4. 实验方法

(1)取肺炎球菌培养液注射于小白鼠腹腔中(约 5 mL)。

(2)小白鼠死亡后,立即取腹腔液涂片。

(3)自然干燥。

(4)石炭酸复红染液染色,并在酒精灯上加热至有蒸汽产生,开始计时,维持 3 ~ 5 min。

(5)以 20% 硫酸铜溶液洗涤。

(6)干燥后用油镜检查,在红色背景中可见深红色菌体,在菌体周围有无色透明圈,此为荚膜。

5. 实验结果与讨论

(1)说明细菌荚膜染色的原理。

(2)绘出含荚膜的肺炎球菌的形态结构。

六、鞭毛染色法

1. 实验目的

(1)熟悉细菌鞭毛的染色方法。

(2)用油镜观察细菌鞭毛的形态结构。

2. 实验原理　鞭毛是细菌菌体表面生长的纤细、弯曲、能收缩的丝状物,其主要化学组成为蛋白质。

鞭毛长约为 2 ~ 5 μm,最长可达 50 μm,鞭毛很细,一般为 10 ~ 20 nm。鞭毛可采用电子显微镜来观察,也可用特殊的鞭毛染色法在油镜下观察。

3. 实验材料

(1)细菌:伤寒杆菌 8 h 菌培养液。

(2)试剂:鞭毛染色液甲(明矾饱和液 20 mL、20% 鞣酸 10 mL、95% 乙醇 15 mL、蒸馏水 10 mL、复红乙醇饱和溶液 3 mL 混合而成),鞭毛染色液乙(硼砂 1 g、亚甲蓝 1 g 溶于 200 mL 蒸馏水中),生理盐水,香柏油,二甲苯。

(3)其他:载玻片、吸水纸、接种环、酒精灯、擦镜纸、离心机、离心试管、无菌吸管。

4. 实验方法

(1)取菌液 2 mL,加蒸馏水 2 mL,离心沉淀(1 000 r/min,10 min),吸出上清液,再加入蒸馏水,摇匀后离心沉淀。如此操作 3 ~ 4 次,吸出上清液,沉淀后加入蒸馏水 2 mL,摇匀后待用。

(2)用接种环在载玻片上滴上伤寒杆菌 8 h 培养液,使流成长条。

(3)自然干燥。

(4)加鞭毛染色液甲染色 5 min,水洗。

(5)加鞭毛染色液乙染色 1 ~ 2 min,水洗。

（6）待干燥后用油镜镜检,菌体呈蓝色,鞭毛呈红色。

5.实验结果与讨论

（1）说明细菌鞭毛染色的原理。

（2）绘出含鞭毛的伤寒杆菌的形态结构。

七、抗酸染色法

1.实验目的

（1）掌握抗酸染色法。

（2）油镜观察结核杆菌的形态结构。

2.实验原理　分枝杆菌的细胞壁内含有大量脂质,其主要成分为分枝菌酸,其包裹于肽聚糖的外面,一般不宜着色,需用加热和延长染色时间的方法来使其着色,但分枝菌酸与染料结合后,就很难被酸性脱色剂脱色,故此种方法为抗酸染色法。

抗酸染色法是在加热的条件下,使石炭酸复红与分枝菌酸牢牢结合,用3%盐酸乙醇处理也不脱色。当再加入碱性亚甲蓝染液复染后,分枝杆菌仍为红色,而其他细菌及背景被染成蓝色。

3.实验材料

（1）细菌:卡介苗。

（2）染液:石炭酸复红染液、3%盐酸乙醇、碱性亚甲蓝溶液。

（3）其他:接种环、酒精灯、载玻片等。

4.实验方法

（1）取菌、涂片、固定:同单染法。

（2）初染:用玻片夹夹持涂片标本,滴加石炭酸复红染液 2～3 滴,在火焰高处徐徐加热,切勿沸腾,出现蒸汽即暂时离开,若染液蒸发减少,应再加染液,以免干涸,加热 3～5 min,待标本冷却后用水冲洗。

（3）脱色:3%盐酸乙醇脱色30 s～1 min 后,流水冲洗。

（4）复染:用碱性亚甲蓝溶液复染 1 min,流水冲洗。

（5）自然干燥。

（6）油镜观察分枝杆菌染色结果。

5.实验结果与讨论

（1）说明抗酸染色的原理。

（2）绘出分枝杆菌抗酸染色的镜下形态。

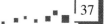

笔记栏

实验八
细菌的分布与消毒灭菌

一、细菌的分布

1.实验目的　证明细菌在自然界和正常人体的广泛分布,以树立严格的消毒及无菌观念。

2.实验材料

(1)水样品:自来水、未经净化消毒处理的池水或河水。

(2)培养基:普通琼脂平板、高层琼脂培养基、血琼脂平板。

(3)其他:无菌吸管、无菌试管、无菌空平皿、无菌棉签、无菌生理盐水。

3.实验方法

(1)空气中细菌检查

1)取琼脂平板1块,平放在工作台面上或室内其他地方,打开皿盖,使培养基面向上暴露在空气中10 min。

2)盖上皿盖,放入37 ℃温箱内孵育24 h后观察结果。记数平板上生长的菌落数,并观察不同的菌落形态。

(2)工作台面上细菌检查

1)在做完实验未打扫清洁之前,取1支无菌棉签,以无菌生理盐水浸湿后擦拭工作台面。

2)接种普通琼脂平板,用接种环画线分离。

3)将平板置于37 ℃温箱内孵育24 h,观察菌落的数量及菌落的特征。

(3)水中细菌检查

1)用无菌吸管分别取自来水及池水各1 mL,分别放入2个无菌空平皿内。

2)将高层琼脂熔化并冷却至45 ℃左右,倾注入上述平皿内,立即将皿底紧贴桌面轻轻摇动,使琼脂与水样均匀混合,静置桌面,待琼脂凝固。

3)皿底向上置于温箱内孵育24 h,取出观察结果。计算并比较自来水及池水内生长的菌落数。

(4)飞沫中细菌检查

1)取血琼脂平板1块,打开平皿盖,将培养基面置于口腔前约10 cm处,受试者用力咳嗽数次。

2)盖上平皿盖,置37 ℃温箱内孵育24 h,观察菌落的数量及菌落的特征。

二、物理消毒灭菌法

1. 实验目的

(1) 掌握常用的物理灭菌方法。

(2) 了解影响灭菌效果的因素。

2. 实验材料

(1) 菌种:枯草芽孢杆菌、大肠埃希菌。

(2) 培养基:普通肉汤培养基、普通琼脂平板、普通琼脂斜面。

(3) 其他:高压蒸汽灭菌器、干热灭菌器、水浴箱、水浴锅、紫外灯、滤器、无菌吸管等。

3. 实验方法

(1) 常用灭菌器材的使用(示教)

1) 高压蒸汽灭菌器:是一个双层的金属圆筒,两层之间盛水,外层坚厚,其上或前方有金属厚盖。盖旁附有螺旋,借以紧闭盖门,使蒸汽不能外溢。随着蒸汽压力升高,筒内的压力也会升高。高压蒸汽灭菌器上装有排气阀、安全阀,以调节器内压力,装有的温度计及压力表以示内部温度和压力。器内装有带孔的金属搁板,用以放置欲灭菌对象(图8-1)。

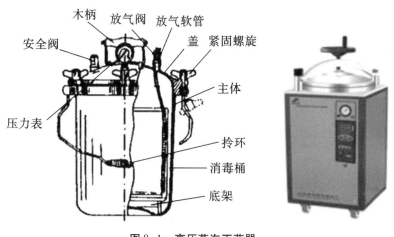

图 8-1 高压蒸汽灭菌器

使用方法:①加水至锅内规定的水平面,放入欲灭菌物品,把锅盖按对称的螺旋先后对称用力(切勿单个依次)扭紧,使锅盖均匀密闭。②用煤气炉或电炉加热,同时打开排气阀门,使器内冷空气逸出,保证器内温度和压力表所示一致。待空气全部排出后,关闭排气阀。③继续加热注视压力表,器内压力逐渐升高,直到压力表指在所需数字即调节热源,维持 20～30 min,可完全杀死细菌的繁殖体和芽孢(表8-1)。④灭菌时间到达后,停止加热,待压力自行下降至零时方可徐徐开放排气阀,排尽余气,打开锅盖,取出灭菌物品。

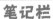

笔记栏

表8-1 不同蒸汽压力所能达到的温度

蒸汽压力(kPa)	温度(℃)
34.475	108.8
55.160	113.0
68.950	115.6
103.425	121.3
137.900	126.2

注意事项:①检查排气活塞及安全阀门,特别是压力表的性能是否正常,以免发生危险。②灭菌物品不应放置过挤,妨碍蒸汽流通,影响灭菌效果。③灭菌开始时必须将器内冷空气完全排除,否则压力表上所示压力并非全部是蒸汽压力,灭菌将不彻底。④灭菌过程中与灭菌完毕,切不可突然打开排气阀门放气减压,以免瓶内液体外溢。

2)干热灭菌器(干烤箱):由双层铁板制成的长方形金属箱,外壁内层装有隔热石棉板,箱壁中装置电热线圈,上有安插温度计及供空气流通的孔。箱内有金属板架数层,箱前有铁门及玻璃门,并安装有温度调节器以保持所需温度。

使用方法:干热灭菌时,需升温达160℃,维持2h。将欲灭菌的耐热物品包装后放入箱内,关闭箱门,接通电源,打开风扇,使升温和鼓风同时进行,至100℃时停止鼓风;使温度继续升至160℃,维持2h,关闭电源;待箱内温度自然下降到40℃以下时,方可开启箱门取物。

注意事项:①箱内温度不可超过180℃,否则棉塞与包扎纸张被烧焦。②灭菌后,必须等箱内温度下降至与外界温度相差不多时,方可开门取物,否则冷空气突然进入,易引起玻璃炸裂和热空气外溢灼伤取物者皮肤。③橡胶制品及其他不能耐受高温干热的物品不能用此法灭菌。

(2)热力对细菌的作用

1)取等量的肉汤管10支,分别加入大肠埃希菌24h或枯草芽孢杆菌5d肉汤培养物,各5支,加入菌液量为0.5mL。

2)每次取不同细菌的肉汤管各1支,进行下述方法处理:①置65℃水浴5min。②置65℃水浴30min。③置100℃作用30min。④置高压蒸气灭菌器内103.43kPa,灭菌30min。处理后马上取出肉汤管,自来水冲凉。⑤将全部10支肉汤管置培养箱中,37℃培养18~24h,观察各管中细菌的生长情况。

(3)煮沸消毒实验

1)以无菌吸管分别吸取大肠埃希菌、枯草芽孢杆菌肉汤培养物各加入3支肉汤管中,每管加入菌液为0.1mL。

2)将肉汤管放入已煮沸的消毒锅内(锅内水面应超过管内液面)分别于1min、5min、10min后取出接种不同菌的肉汤管各1支,用自来水冲凉。

3)肉汤管放入培养箱,37℃培养18~24h取出,观察各管细菌生长情况。

(4)紫外线杀菌实验

1)用无菌接种环取1环大肠埃希菌斜面培养物,密集涂布于普通琼脂平板上。

2)将用滤纸剪成不同造型图案的纸片粘贴在密集涂布接种细菌的普通琼脂平板

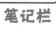

的中央,置于紫外灯管垂直 1 m 处,紫外线直接照射 30 min,照射完毕后,用无菌镊子取出滤纸烧掉,置于 37 ℃ 恒温培养箱内培养 18~24 h,观察细菌生长情况。

3)或将密集涂布接种细菌的普通琼脂平板打开一半皿盖,置于紫外灯管垂直 1 m 处,紫外线直接照射 30 min 后盖上皿盖,置于 37 ℃ 恒温培养箱内培养 18~24 h,观察细菌生长情况。

4)观察细菌生长情况,验证紫外线对细菌强大的杀伤能力和极差的穿透力(图 8-2)。

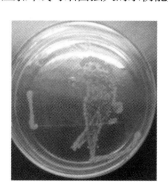

图 8-2 紫外线照射后 37 ℃ 恒温培养箱培养 24 h 结果

(5)滤过除菌

1)演示不同的滤器。

2)用 5 mL 注射器,无菌操作取大肠埃希菌肉汤培养物 2 mL。

3)将注射器安装在已灭菌的针头式滤菌器的一端,其另一端插入无菌小试管内,缓慢推进注射器,迫使菌液通过滤膜孔流入小试管内。

4)取滤前菌液和滤液各 0.1 mL,分别接种 2 支肉汤管。于 37 ℃ 培养 18~24 h,观察细菌生长情况。

三、化学消毒灭菌法

1. 实验目的

(1)掌握化学消毒剂的杀菌作用。

(2)比较不同消毒剂对细菌作用的效果。

2. 实验材料

(1)菌种:葡萄球菌、大肠埃希菌。

(2)培养基:普通琼脂平板、普通肉汤培养基。

(3)试剂:1% 新洁尔灭、5% 石炭酸、2% 戊二醛、2.5% 碘酒。

(4)其他:酒精棉球、碘酒棉球、灭菌滤纸片、无菌棉签、无菌镊子、生理盐水、1 mL 无菌吸管。

3. 实验方法

(1)化学消毒剂的抑菌作用

1)用无菌吸管分别吸取葡萄球菌或大肠埃希菌肉汤培养物 0.1 mL,滴入琼脂平板的中央。

2)用无菌棉签将菌液均匀涂在琼脂表面。

3)待菌液干后,用无菌镊子夹圆形滤纸片,分别浸于生理盐水、0.1%的新洁尔灭、2.5%碘酒、5%石炭酸、2%戊二醛中,将纸片与试管壁接触以除去多余药液,轻轻贴在培养基表面,每个纸片的距离约为2.5 cm。

4)注明标记后,平板置培养箱37 ℃培养24 h后观察结果(图8-3)。

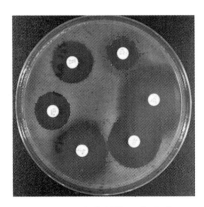

图8-3　消毒剂的灭菌实验

(2)手指皮肤消毒前后的细菌学检查

1)将任一手指,在琼脂平板表面轻轻地来回涂抹。

2)将此手指用碘酒棉球或酒精棉球做皮肤消毒,待干后,再在琼脂平板表面的另一处轻轻涂抹。

3)将平板置37 ℃温箱中孵育18～24 h,观察结果。比较消毒前后细菌生长菌落数的多少。

四、消毒灭菌效果的评价

1.实验目的

(1)熟悉压力蒸汽灭菌效果的检测方法。

(2)熟悉紫外线消毒效果的检测方法。

(3)熟悉消毒剂定量消毒实验的方法。

2.实验材料

(1)菌种:枯草芽孢杆菌黑色变种。

(2)指示剂:嗜热脂肪芽孢杆菌菌片、枯草芽孢杆菌黑色变种菌片。

(3)培养基:普通营养琼脂培养基、普通肉汤培养基、溴甲酚紫葡萄糖蛋白胨水培养基。

(4)试剂:消毒剂及其相应的中和剂、洗脱液。

(5)其他:压力蒸汽灭菌器、紫外灯、无菌镊子、无菌吸管。

3.实验方法

(1)压力蒸汽灭菌效果检测方法:

1)将5片嗜热脂肪芽孢杆菌菌片分别装在灭菌的试管中,管口用牛皮纸包封,然后置于通气储物盒内。

2)将通气储物盒放于手提压力灭菌器内5个不同的位置。

3）于103.43 kPa灭菌20~30 min后,以无菌手连续取出菌片,放入溴甲酚紫葡萄糖蛋白胨水培养基中,于56 ℃培养48 h,观察培养基颜色的变化。

4）如所有培养基均不变色,外观澄清,说明无细菌生长,则灭菌合格;如有1支培养基颜色变黄且外观混浊,说明有细菌生长,则灭菌不合格。

（2）紫外线消毒效果检测方法:

1）取市售大肠埃希菌 ATCC25922 染菌的载片8个置于距紫外灯管垂直1 m处,开启紫外灯照射,于30 min、60 min、90 min、120 min 4个不同间隔时间取出2个放入盛有洗脱液的试管中,振摇80次后进行适当稀释。

2）取0.5 mL洗脱液做倾注平板,37 ℃培养48 h,做菌落记数。

3）实验同时做阳性对照,除不做照射外,其他操作同上。

4）计算杀灭率:

杀灭率=(阳性对照组菌落数−实验组菌落数)/阳性对照组菌落数×100%

5）对指示菌杀灭率≥99.9%,判为消毒合格。达到物理检测标准时,作为消毒合格的参考标准。

（3）消毒剂定量消毒实验:不同化学消毒剂对细菌的杀灭能力不同,同一化学消毒剂对不同细菌的杀灭效果也不一致,而同一化学消毒剂对同一细菌的杀灭效果与消毒剂的浓度及消毒作用时间密切相关。

1）将枯草芽孢杆菌黑色变种稀释成含菌量 $5×10^5$ ~ $5×10^6$。

2）将消毒剂稀释成3个不同浓度,各吸取4.5 mL分别装于3个试管内,置20 ℃水浴中。

3）于3个试管中分别加入0.5 mL细菌悬液,混匀并开始计时。

4）分别于5 min、10 min、20 min、30 min不同时间间隔各取0.5 mL菌液移入盛有0.5 mL中和剂的试管内,作用10 min后做倾注平板,进行菌落计数。

5）实验同时做阳性对照,即以洗脱液代替消毒剂,其他操作同上。

6）杀灭率计算:

杀灭率=(阳性对照组菌落数−实验组菌落数)/阳性对照组菌落数×100%

7）实验重复5次。

8）5次实验的杀灭率≥99.9%为消毒合格。达到检测标准,作为消毒合格的参考标准。

4. 实验报告要求

（1）记录细菌检查结果,并根据其检查结果简要说明在临床上和微生物学实验中要求无菌操作的技术意义。

（2）记录细菌对热的抵抗力的实验结果,根据其结果得出结论。绘图表示紫外线对细菌的作用结果,并解释纸片遮盖部分细菌生长的原因,同时分析紫外线直接照射的培养基表面,为何有时仍有少数散在的菌落存在。

（3）记录各种消毒剂对葡萄球菌抑制作用的强弱,试说明其原因。记录手指消毒前后细菌的数目及种类并说明其意义。

笔记栏

实验九
细菌的培养技术

一、培养基的制备

1. 实验目的

(1)熟悉培养基的制备原理及制备过程。

(2)了解常用培养基的种类及用途。

2. 实验原理　培养基是依据微生物生长发育的需要,用不同组分的营养物质配制而成的营养基质。培养基中应含有满足微生物生长发育的水分、碳源、氮源、无机盐和生长因子等,还应保证微生物所需要的其他生活条件,如适宜的酸碱度、渗透压等。

由于微生物种类及代谢类型的多样性,因而用于培养微生物的培养基的种类很多,可以进行不同的分类。

(1)按其营养成分和用途不同分类

1)基础培养基:能满足一般细菌生长繁殖的营养需要,如肉汤培养基,其成分是肉汤浸膏或肉汤、蛋白胨、氯化物、水等。

2)营养培养基:是在基础培养基中加入葡萄糖、血液、血清、酵母浸膏等物质,供营养要求较高的细菌生长。

3)增菌培养基:为促使某些有特殊营养要求的细菌的生长繁殖配制的适合这种细菌而不适合其他细菌生长的培养基。在这种培养基上生长的是营养要求相同的细菌群。

4)选择培养基:利用不同细菌对某些化学物质敏感性不同的性质,在培养基中加一定量的化学物质,抑制某些细菌的生长,利于另一些细菌的繁殖,从而将目的菌选择出来。

5)鉴别培养基:是利用各种细菌分解糖和蛋白质的能力不同,在培养基中加入作用底物和指示剂,细菌在此类培养基中生长后,分解不同底物产生不同物质,用化学方法检测,从而达到鉴别细菌的目的。

6)厌氧培养基:专供厌氧菌的分离、培养和鉴别用的无氧环境的培养基。常采用在培养基中加入还原剂以降低局部的氧化还原电势,并用石蜡或凡士林封口,隔绝空气,如疱肉培养基。

(2)根据培养基的物理性状的不同分类

1)液体培养基:如营养肉汤、蛋白胨水等培养基,可用于大量繁殖细菌,但必须接入纯种培养。

2)固体培养基:在液体培养基中加入 1.5% ~2.5% 的琼脂粉,即制成固体培养基,常用于细菌的分离和纯化培养。

3)半固体培养基:在液体培养基中加入 0.3% ~0.5% 的琼脂粉,即制成半固体培养基,常用于观察细菌的动力和短期保存细菌。

3. 实验材料

(1)溶液或试剂:牛肉膏、蛋白胨、NaCl、琼脂、脱纤维羊血、1 mol/L NaOH、1 mol/L HCl 等。

(2)仪器或其他用具:电炉、试管、三角瓶、烧杯、量筒、玻璃棒、天平、称量纸、牛角匙、pH 试纸、棉花、牛皮纸、记号笔、线绳、纱布、漏斗、漏斗架、胶管、止水夹等。

4. 实验操作

(1)配制培养基的过程:大体流程为原料称量、溶解、调 pH 值、过滤、分装、包扎、灭菌、质量检查及保存。

1)原料称量:在烧杯中加入适量的水,然后按照培养基的配方,准确地称取各种成分,依次放入烧杯中混匀。

2)溶解:将烧杯放在电炉上,小火加热,并用玻璃棒搅拌,待药品完全溶解后再补充水分至所需量。若配制固体培养基,则将称好的琼脂放入已溶解的药品中,再加热溶化,此过程中,需不断搅拌,以防琼脂糊底或溢出,最后补足加热过程中丢失的水分。

3)调 pH 值:培养细菌的培养基 pH 值通常在 7.2 ~7.6。检测培养基的 pH 值,若 pH 值偏酸,可滴加 1 mol/L NaOH,边加边搅拌,并随时用 pH 试纸检测,直至达到所需 pH 值范围。若偏碱,则用 1 mol/L HCl 进行调节。

4)过滤:液体或半固体培养基常用滤纸过滤,固体培养基用双层纱布趁热过滤。但一般培养基配制过程中省略这个过程。

5)分装:根据不同的需要,可将制好的培养基分装于不同的容器内。固体培养基分装量约为试管高度的 1/4 ~1/3,灭菌后制成斜面。分装入三角瓶内以不超过其容积的一半为宜。半固体培养基分装量以试管高度的 1/3 为宜,灭菌后垂直待凝。

6)包扎:用棉塞或者硅胶塞将分装完毕的试管口或者三角瓶口塞紧,再用棉绳和牛皮纸包扎,以备灭菌。

7)灭菌:根据培养基的组分、化学性质等选用适当的方法灭菌,在保证灭菌效果的同时不破坏培养基的营养成分。普通的营养琼脂常用高压蒸汽灭菌法,对不耐高热的培养基,则可采用流通蒸汽灭菌法等。

8)质量检查:灭菌完毕后,需要做无菌试验和效果试验。①无菌试验,即取出 2 只试管在温箱中培养 1 ~2 d,检查无杂菌生长证明无菌,方能使用。②效果试验,即将已知的标准参考菌株接种于待检培养基中,检查细菌的生长繁殖状况和生化反应是否与预期结果相符。

9)保存:制好的培养基应注明名称、时间,放在清洁的柜中或者 4 ℃ 保存备用。培养基不宜长期保存。

(2)常用培养基的制备

1)普通肉汤培养基:在大烧杯中加入 1 000 mL 的水,按配方准确称取牛肉膏 3 g,蛋白胨 10 g,NaCl 5 g,使其充分混合。加热溶解后,校正 pH 值至 7.4 ~7.6,分装于试管或者三角瓶中,加塞包扎后高压蒸汽灭菌,冷后保存备用。一般作为基础培养基用,适用于营养要求一般的细菌增菌培养。

2)普通琼脂培养基:将普通肉汤 1 000 mL 与 20 g 琼脂混合,加热溶化,调节 pH 值后分装于试管或三角瓶中,加塞包扎后灭菌,取出试管摆成斜面,待琼脂凝固后形成琼脂斜面;三角瓶中的培养基冷却至 50 ℃ 左右,以无菌操作将培养基倾注于灭菌的平皿内,凝固后即形成普通琼脂平板。该培养基供一般细菌培养用,也可作为无糖基础培养基。

3)半固体培养基:将 1 000 mL 肉汤与 5 g 琼脂混合,加热溶化后分装于小试管内,高压蒸汽灭菌后取出直立待凝即可。此培养基可作为观察细菌动力和保存菌种用。

4)血液和巧克力琼脂培养基:将灭菌后的普通琼脂培养基加热溶化后,冷至 50 ℃ 左右,以无菌操作加入 10% 的无菌脱纤维羊血(临用前置 37 ℃ 水浴预温 30 min),轻轻混匀(避免产生气泡),分装于无菌试管和平皿内,凝固后即成血琼脂斜面和血琼脂平板。若培养基的温度在 70~80 ℃ 时加入血液,并在 80 ℃ 水浴中摇匀 15~20 min,倾注平板后即成巧克力色平板,血琼脂平板用于分离培养和保存营养要求高的细菌,巧克力琼脂平板主要用于分离培养奈瑟菌属、嗜血杆菌属等苛养菌。

5.注意事项

(1)称药品用的牛角匙不要混用,称完药品应及时盖紧瓶盖。

(2)加热溶化过程中,要不断搅拌,以免琼脂或其他固体物质黏在烧杯底上烧焦,以致烧杯破裂,加热过程中所蒸发的水分应补足。

(3)调 pH 值时要小心操作,避免回调。

(4)分装培养基时,注意不得使培养基在瓶口或管壁上端沾染,以免浸湿棉塞,引起杂菌污染。

(5)平板的倾注:最好在无菌室或者超净工作台内进行,若在实验室内台面上操作时,切勿将皿盖全部开启,避免空气中的尘埃及细菌等落入污染培养基。应注意倾注平板时培养基的温度,温度过高会产生较多的冷凝水,易导致污染;但温度过低,部分琼脂凝固,倾注的平板表面会高低不平。倾注血平板时应转动三角瓶,使培养基内的气泡附于瓶壁,减少血平板表面的气泡。

二、培养方法

1.实验目的

(1)掌握细菌需氧和二氧化碳培养方法。

(2)熟悉常用的厌氧培养技术。

2.实验材料

(1)器材:普通培养箱、磨口玻璃干燥箱、厌氧培养箱、厌氧袋或厌氧罐、二氧化碳培养箱、真空泵等。

(2)试剂:重碳酸、盐酸、硼氢化钠、氧化钴、焦性没食子酸、钯粒、亚甲蓝、1 mol/L NaOH。

(3)气体:N_2、CO_2 和 H_2。

3.实验方法　常用细菌培养方法可以分为四类,即需氧(普通)、二氧化碳、微需氧和厌氧培养法。

(1)需氧培养法:将已接种细菌的琼脂平板、斜面或液体培养基置 37 ℃ 培养箱孵育 18~24 h,观察细菌生长情况。一般细菌培养 18~24 h 后即可出现生长迹象,但若标本中的细菌量少或生长缓慢的细菌(如分枝杆菌),需培养 3~7 d,甚至 4~8 周后才能看到生长迹象。本法适用于需氧菌和兼性厌氧菌的培养。

(2)二氧化碳培养法:

1)二氧化碳孵箱:能自动调节二氧化碳的含量和温度,使用较为方便。

2)烛缸法:取有盖磨口标本缸或玻璃干燥器,在盖及磨口处涂以凡士林。将接种细菌的培养基放入缸中,加盖密封(图 9-1)。

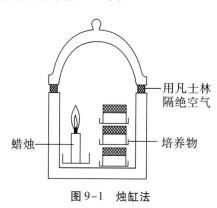

图 9-1 烛缸法

随燃烧产生的 CO_2 增加,蜡烛自行熄灭,此时缸内 CO_2 浓度约为 5%~10%。置 37 ℃ 培养箱孵育。

3)化学法(碳酸氢钠-盐酸法):按每升碳酸氢钠 0.4 g 与 1 mol/L 盐酸 0.35 mL 比例,分别取两试剂置于容器内,放置于标本缸或干燥器内,密封后倾斜容器,使盐酸与碳酸氢钠接触产生 CO_2。

本法适用于奈瑟菌属和布鲁菌属等苛养菌的培养。

(3)微需氧培养法:有些微需氧菌如空肠弯曲菌、幽门螺杆菌等在低氧分压的条件下生长良好,可用抽气换气法即用真空泵先将容器内的空气排尽,然后注入 5% O_2、10% CO_2、85% N_2,然后放入 37 ℃ 培养箱内培养。

(4)厌氧培养法:

1)厌氧罐培养法:用理化方法除去密闭容器中的氧,造成无氧环境,以利于专性厌氧菌生长。常用的方法有抽气换气法和气体发生袋法。

抽气换气法:利用真空干燥缸或厌氧罐。将已接种的平板放入缸或罐中,放入催化剂钯粒和指示剂亚甲蓝,先用真空泵抽成负压 750 mmHg(1 mmHg=0.133 kPa),然后充入无氧氮气,反复 3 次,最后充入 80% N_2、10% H_2 和 10% CO_2 的混合气体。如缸(罐)内已达到无氧状态,则指示剂亚甲蓝为无色。每次观察标本需重新抽气换气,用过的催化剂钯粒干烤 160 ℃ 2 h 可恢复活力而重复使用。

气体发生袋法:①厌氧罐由透明的聚碳酸酯或不锈钢制成(图 9-2),盖子内侧有金属网状容器,用于装厌氧指示剂亚甲蓝和用铝箔裹封的催化剂钯粒。②气体发生袋是一个铝箔袋,内装硼氢化钠-氯化钴合剂和碳酸氢钠-柠檬酸合剂各 1 丸及 1 条滤纸条。使用时剪去指定部位,注入 10 mL 水,水沿滤纸条渗到两种试剂丸,发生下列化学反应,产生 H_2 和 CO_2。

$$C_6H_8O_7+3NaHCO_3 \longrightarrow Na_3C_6H_5O_7+3H_2+3CO_2\uparrow$$
$$NaBH_4+2H_2O \longrightarrow NaBO_2+4H_2\uparrow$$

加水激发上述反应后,应立即将气体发生袋放入罐内,紧闭罐盖,使产生的气体释放于罐中。

2)厌氧袋培养法:采用无毒、透明不透气的复合塑料薄膜制成的厌氧菌培养袋。袋内装有催化剂钯和2支安瓿,1支装有化学药品(成分如气体发生袋法),以产生一定比例的 H_2 和 CO_2(H_2、CO_2 发生器),另1支装有指示剂亚甲蓝。使用时将已接种厌氧菌的平板装入袋内,用文具夹紧袋口,使成密闭状态。然后折断放在袋内的产气安瓿,数分钟后再折断亚甲蓝安瓿,若亚甲蓝无色即表示袋内已处于无氧状态,即可置37℃孵育(图9-3)。

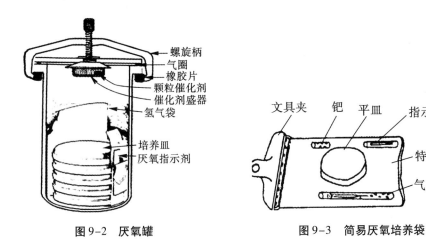

图9-2　厌氧罐　　　　　　　　图9-3　简易厌氧培养袋

3)需氧菌共生培养法:将需氧菌与厌氧菌同时在同一密闭环境内培养。待需氧菌耗尽氧气后,厌氧菌开始生长。将已知专性需氧菌(枯草芽孢杆菌)和被检厌氧菌分别接种于两个等大的平板上,然后将两者合拢,缝隙用透明胶带密封,置37℃孵育即可。

4)平皿焦性没食子酸培养法:按每100 mL 容积需用焦性没食子酸1 g 和2.5 mol/L NaOH 10 mL 的用量,先将焦性没食子酸放入平皿盖背面折叠的灭菌纱布中,放于平皿盖背面,然后滴入 NaOH,立即将接种好厌氧菌的平板扣上,用熔化的石蜡密封平皿与平皿盖的间隙,37℃孵育。由于碱性溶液与焦性没食子酸作用,不仅吸收 O_2 也吸收 CO_2,对某些细菌生长不利,同时焦性没食子酸氧化时,可放出少量 CO,也对某些细菌生长不利。为此,可将 NaOH 改为 $NaCO_3$,方法同上。

5)庖肉基培养法:将庖肉培养基上面的石蜡熔化,用毛细滴管吸取待检标本,接种于庖肉培养基液体中,待石蜡凝固后置37℃孵育。由于培养基中的肉渣可吸收氧气,石蜡凝固后阻断空气中氧气的进入,使庖肉培养基呈厌氧状态。

三、分离培养和接种技术

细菌的分离培养法是指将临床材料接种于适当的培养基上进行孵育,分离获得纯种细菌的方法。只有获得纯种细菌才能鉴定细菌,研究细菌的生物学特性、致病性及对药物的敏感性,进而指导临床治疗疾病。接种是微生物学实验技术中最基本的操作,即把已获得的纯种微生物,在无菌条件下移植到新鲜的无菌培养基的过程。在微生物的菌种保藏、分离培养、鉴定菌种,以及形态、生理等研究中,都必须进行接种。

1. 实验目的

(1)掌握平板画线法、斜面、液体和半固体等各种培养基的接种方法。

(2)进一步熟练和掌握微生物的无菌操作接种技术。

2. 实验材料

(1)菌种:白色葡萄球菌、大肠杆菌斜面菌种。

(2)培养基:液体、半固体和固体培养基(斜面和琼脂平板等)。

(3)其他:接种环、接种针、L形玻璃棒、酒精灯等。

3. 实验方法

(1)接种工具:

1)接种针、接种环:由金属丝、金属柄和绝缘柄三部分组成(图9-4)。金属丝要求软硬度合适,传热和散热快,不易氧化。以铂金丝制成最佳,但因其昂贵,通常用镍丝等代替。接种针(环)通常用酒精灯外焰烧灼灭菌,接种针用于穿刺接种,接种环用于固体、液体培养基的细菌接种。

2)L形玻璃棒:用直径0.5 cm的玻璃棒烧灼弯曲而成(图9-4)。用牛皮纸包扎后高压灭菌或蘸取无水乙醇后在火焰上烧灼。L形玻璃棒用于琼脂平板涂布接种细菌。

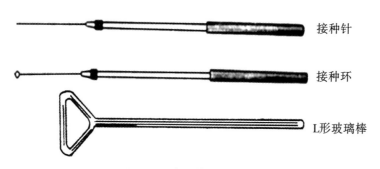

图9-4 常用的接种工具

(2)接种环境:为避免接种过程中标本中的细菌污染环境及环境中的细菌污染培养物,细菌(特别是传染性强的病原微生物)应在特定环境内接种。常用的有生物安全柜或无菌室等。

(3)接种方法:根据待检标本的性质、培养目的和所用培养基的性质采用不同的接种方法。

1)斜面接种法:主要用于纯菌移种,以进一步鉴定和保存菌种(图9-5)。其具体操作如下。①点燃酒精灯,灯焰附近约1~2 cm处为无菌区,所以在酒精灯焰旁进行无菌操作法接种,可避免杂菌污染。②右手拿接种环,在酒精灯火焰外焰灼烧灭菌,见图9-6(1)。凡需进入试管的杆部均

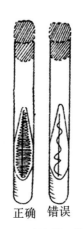

正确　错误

图9-5 琼脂斜面接种

应通过火焰灼热,以彻底灭菌。③将菌种及接种用的斜面培养基(即两支斜面试管)同时握在左手中,中指位于两试管之间。管内斜面向上,两试管口平齐,两管处于接近水平位置,用右手的小指、无名指及手掌,在火焰旁同时拔去两支试管的棉塞,并使管口在火焰上通过,以烧去管口之杂菌。随后把管口移至火焰近旁约1~2 cm处,见图9-6(2、3)。④将灭菌后的接种环伸入菌种管内,用环蘸取少量细菌,然后小心地将接种环从试管内抽出(注意不能让接种环触碰到管壁和管口),见图9-6(4)。取出后,迅速伸入新培养基管内,从斜面的底部向上先画一条直线,然后再由底向上做曲线画线,直至斜面顶部。注意不要把培养基划破,也不要把菌体沾在管壁上。此过程要求迅速、准确完成。⑤接种完毕,试管口须迅速通过火焰灭菌,在火焰旁塞入棉塞,见图9-6(5)。⑥将接种环灼烧灭菌后,见图9-6(6),放回原处,以免污染环境。再进一步把试管的棉塞塞紧,标记后,置37 ℃下培养18~24 h,进行观察。

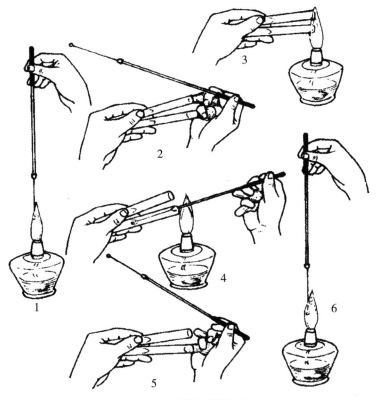

图9-6 琼脂斜面接种流程

1.接种环灭菌(外焰处) 2.拔棉塞 3.管口灭菌 4.接种 5.塞棉塞 6.接种针灭菌

2)液体接种法:是将纯种微生物接入液体培养基的方法。在测定微生物生理特性、代谢产物以及进行扩大培养时,常需将菌种接种至液体培养基内培养。

由斜面接入液体培养基中:其无菌操作过程与接入斜面的步骤基本相同。但此时所拿的装有液体培养基的三角瓶或试管不能放平,管口要略向上倾斜,以免培养液流出。在火焰旁拔出棉塞后,用接种环在固体斜面上蘸取少许菌种,迅速移入液体培养基中,把接种环在液体表面与试管壁交界处轻轻摩擦几下即可。

某些不易产生孢子的放线菌或真菌,在培养基上由于菌丝,交织生长形成皮膜状培养物,用接种环不易挑起,可用接种铲或接种钩进行移接。

由菌液接入液体培养基中:用液体培养物进行转接时,其操作过程与斜面接种基本相同。不同点在于要用无菌的移液管或微量移液器进行接种。用无菌的移液管或微量移液器从液体菌种中吸取一定量菌液(吸入量之多少可按需要而定),接入液体培养基中(图9-7)。

接种完毕后,将试管管口灭菌加塞,放回试管架上。37 ℃温箱内培养18~24 h,取出观察细菌的生长情况。

根据接种需要可用斜面制成菌悬液或孢子悬液,再接入液体培养基中。制作悬液的方法如下:在固体斜面上加入1 mL至数毫升无菌水,用接种环把斜面上的菌体或孢子刮下,混匀即成菌悬液。混匀的方法一般是采用振荡法或手搓法(图9-8)。

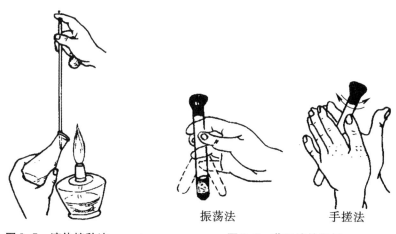

图9-7　液体接种法　　　　　　　振荡法　　　　手搓法

　　　　　　　　　　　　　　　　　　图9-8　菌悬液的混匀

3)穿刺接种:常用于半固体培养基的接种,以保存菌种或观察细菌的运动和生化反应。接种时,用灭菌后的接种针蘸取少量菌体,从培养基中心向下垂直穿刺接种,直至试管底部上方5 mm左右,不要穿透培养基,再沿原接种线退出接种针(图9-9)。切勿搅动以免接种线不整齐而影响观察,甚至造成空隙太大进入空气,使结果不准确。接种完毕,管口灭菌加塞,放入试管架37 ℃下培养18~24 h,取出观察细菌的生长情况。

4)平板分区画线接种法:本法可使标本中混杂的多种细菌分散成单个细菌,在培养基表面各自生长繁殖形成单个细菌集团即菌落,以获得纯培养,为进一步鉴定细菌提供条件。

连续画线分离法:①将接种环灼烧灭菌,待冷后刮去少许菌种或者标本;②用左手持平板,以拇指和示指夹住皿盖两侧,其余三个手指托住皿底,拇指稍向上掀盖即可打开一缝隙,将开口置于酒精灯火焰旁3~5 cm处(图9-10)。③右手把已取好菌的接种环迅速由缝隙伸入平板内,先在平板一端涂布,然后大幅度左右来回以密而不重复的曲线形式做连续画线接种,将整个平板布满曲线。④画线完毕后,将平板进行标记,倒置于37 ℃培养箱中培养18~24 h观察结果(图9-11)。

笔记栏

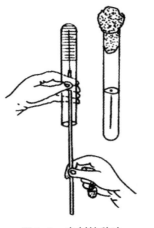
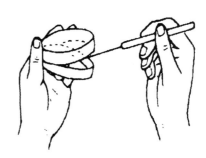

图9-9　穿刺接种法　　　　　图9-10　平板分区画线法

　　分区画线分离法:①用接种环取标本涂布于平板上,在培养基一侧做数次平行的或连续的密集画线。然后取出接种环灼烧,左手随即将皿盖合上。并将皿向右转60°角,再按上法做第二次画线。画线时接种环须通过第一次画过的一条或两条线,即示稀释第一次接种的细菌,密集画线后,再转平皿约60°角,灼热接种环后做第三次画线,同法亦可做第四次划线。②接种完毕,灼烧接种环,将皿倒置于37 ℃培养18～24 h(图9-12)。

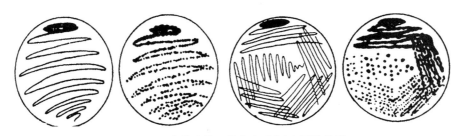

图9-11　曲线连续画线分离法(左)及培养后

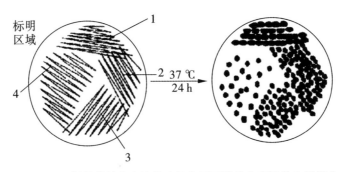

图9-12　平板培养基分离培养法及分区画线法分离培养生长状态

四、生长现象的观察

1.实验目的

(1)掌握观察菌落的方法,细菌在液体和半固体培养基的生长现象及意义。

(2)了解细菌 L 形菌落特点。

2.实验材料

(1)菌种:金黄色葡萄球菌、铜绿假单胞菌、枯草芽孢杆菌、大肠埃希菌及金黄色葡萄球菌 L 形。

(2)培养基:营养琼脂平板和斜面、半固体琼脂培养基、液体培养基、血琼脂培养基。

3.实验方法

(1)接种细菌:将金黄色葡萄球菌等份分别用分区画线法接种于营养琼脂平板和血琼脂培养基、营养琼脂斜面、液体培养基;将铜绿假单胞菌和大肠埃希菌分别用穿刺法接种于半固体琼脂培养基;将金黄色葡萄球菌 L 形接种于 L 形培养基。

(2)将接种细菌的培养基放置 37 ℃培养 18~24 h。

(3)观察细菌的生长现象:

1)固体培养基:观察菌落与菌苔特征。观察特征时应注意菌落形状、大小、边缘、透明度、湿润度、溶血现象和色素等,这些特点因菌种和所用的培养基不同而异。尤其观察金黄色葡萄球菌的溶血作用和脂溶性色素,铜绿假单胞菌的水溶性色素。

2)液体培养基:细菌在液体培养基中有三种现象即均匀混浊、沉淀和表面生长(菌膜形成)。观察时应注意液体培养基的透明度,管底是否有沉淀、表面有无菌膜。

3)半固体琼脂培养基:应注意观察穿刺线是否清晰及培养基的混浊程度。若穿刺线清晰,细菌沿穿刺线生长,培养基的透明度无变化,表示细菌无鞭毛;若穿刺线模糊或呈根须状,培养基变混浊,表示细菌有鞭毛。

4)L 形培养基:细菌呈中间较厚、四周较薄的"油煎蛋样或荷包蛋样"形态。

五、菌种保藏

1.实验目的　了解微生物菌种保藏的重要意义,学习常用的几种保藏法。

2.实验原理　微生物个体微小,代谢活跃,生长繁殖快,如果保存不当容易发生变异、被杂菌污染,甚至导致细胞死亡。因此菌种保藏的任务是利用人工创造的条件,使微生物的代谢作用降至最低程度或处于休眠状态。通常采用的方法有低温、干燥和隔绝空气等,以达到保存的目的。

3.实验材料

(1)菌种:葡萄球菌、大肠埃希菌、铜绿假单胞菌。

(2)器材:牛肉膏蛋白胨琼脂斜面、灭菌液状石蜡、灭菌脱脂牛乳、毛笔、剪刀、小试管、吸铁石、麸皮、滤纸、干燥器、牛奶、安瓿管、离心管、冷冻槽、真空干燥装置、封口机等。

4.实验方法

(1)斜面低温保藏法:此法简便易行,无须特殊设备。即将菌种接种于所需斜面培养基上,待充分生长后,置斜面菌种于4℃左右的冰箱(或其他低温条件下)保藏。这是实验室最常用的保藏方法,根据微生物种类和营养要求定期传代移接。一般细菌2~3个月转种一次,芽孢细菌3~6个月移接一次。此法为实验室常用的菌种保藏法。优点是操作简单、方便;缺点是容易变异、污染杂菌。

(2)液状石蜡封藏法:将菌种接种至斜面培养基,置37℃培养,待细菌充分生长后,在斜面上覆盖一层1cm高的液状石蜡,保持试管直立,置4℃冰箱保藏。此法可隔绝空气,能抑制生物代谢,推迟细胞老化,防止培养基水分蒸发,因而有延长生物寿命的效果。

此法实用而效果好,保藏期比培养基直接保存法长。优点是操作简单,且不需要经常移种,也不需要特殊设备。缺点是保存时必须直立放置,所占空间较大且携带不便。从液状石蜡下面取培养物接种时,接种环在火焰上烧灼,培养物容易与残留的液状石蜡一起飞溅,应特别注意。

(3)沙土管保藏法:适用于形成孢子及芽孢的微生物。即将要保存的菌种,先于斜面培养基上培养,再用无菌水制成细胞悬液,将悬液按无菌操作法注入已灭菌的沙土管中,使细胞或孢子吸附在沙粒上,置干燥器中,待吸干沙管中的水分后加以保藏。此法可保存2~10年。需要菌种时,按无菌操作法取沙粒少许,移入新鲜培养基中,培养后即成。

(4)滤纸保藏法:将微生物的细胞或孢子吸附在滤纸上,干燥后加以保存。

1)滤纸管准备:将粗滤纸裁成0.8cm×4cm的小条,装入小试管中,每管1条,在121.3℃下灭菌30min。

2)配制保护剂:配制20%脱脂牛奶,装在试管中,经高压蒸汽灭菌,置4℃存放备用。

3)菌种培养:将菌种接种在适宜的斜面培养基,待细菌充分生长后,取无菌脱脂牛奶约2~3mL加入斜面试管内。用接种环轻轻将菌苔刮下,制成菌悬液。

4)分装样品:用无菌滴管吸取菌悬液滴在小试管的滤纸上,每片滤纸约0.5mL。

5)干燥:将接入滤纸条上的菌种小试管放入干燥器中,以P_2O_5作为吸水剂,用真空泵抽气至干燥。盖好管盖,置4℃或室温保存。

6)复活培养法:用无菌镊子按无菌操作法取滤纸移入各菌相应的液体培养基中,适温培养,即获复活菌种。

此法较液氮、冷冻干燥法简便,且不需要特殊的设备。

(5)冷冻真空干燥保藏:此法是使微生物处于低温、干燥、缺氧的条件下保持其性能,是当今最有效的保藏法之一。原理是先将菌细胞冷冻使水形成冰晶,然后在真空下使冰升华以除去大部分的水。不冻结的残留水分,再通过蒸发从细胞中除去。为了减少冻干过程中对细胞的损害,常采用添加保护剂的方法。常用的保护剂有脱脂牛奶、血清或与蔗糖、谷氨酸钠等搭配而成。

1)安瓿管准备:选用0.8cm×10cm规格的中性硬质玻璃安瓿管。先用2%HCl浸泡8~10h,用水冲洗多次,最后用蒸馏水再洗2~3次,之后置烘箱中烘干。将印有菌名、菌号和接种日期的标签放入安瓿管内,有字的一面贴向管壁。管口塞好棉塞,于0.1MPa下灭菌30min。

2)配制保护剂:配制20%的脱脂牛奶,装在试管中,经高压蒸汽灭菌30min,置

4 ℃存放备用。

3)菌种准备:将欲进行冻干保藏的菌种接种于培养基上,培养至生长丰满或孢子成熟,待用。

4)菌悬液制备:取已备好的新鲜斜面菌种,用无菌吸管吸取灭菌牛奶 2 ~3 mL 加到菌管内,用接种环轻轻刮下菌苔并稍搅动,使细胞或孢子均匀地悬浮于牛奶中,制成菌悬液。

5)分装:用无菌滴管吸取菌悬液加入安瓿瓶中,每支管装量约 0.2 mL。

6)预冻:先将制冷剂干冰和乙二醇甲醚(或乙二醇乙醚,或乙醇,或丙酮)加入预冻槽内。使槽内温度约在-25 ~ -40 ℃之间。将安装在歧管上的安瓿管浸入预冻槽内。一般预冻 20 min ~2 h。

7)冷冻真空干燥:启动冷冻真空干燥机制冷系统,当温度下降到-50 ℃以下时,将预冻好的样品迅速放入冻干机钟罩内,启动真空泵抽气直至样品干燥。一般要求样品的含水量为 1% ~3%。

8)封管:封管前先将安瓿管棉塞向内推移,然后在棉塞下端处用火焰烧熔拉成细颈。再将安瓿管安装在抽真空的歧管上,继续抽干几分钟后,立即用细火焰从细颈处烧熔,封口。

9)检验:封好的安瓿管要用高频电火花器检查是否为真空状态。即用高频电花火器射向安瓿管的上端,管内即产生真空放电,若发生蓝紫色光时,则说明该管真空度符合要求。逐管检查,合格后即可存放在 4 ℃冰箱中保存。

10)冻干菌复原:先用 75% 乙醇消毒管外壁,然后用小沙轮子于管下端锉一道痕,置管口在火焰上烧热,加数滴无菌水引致管口裂破,轻轻敲断。随即用接种环挑取干燥样品接在新鲜培养基上培养即成。这步需严格无菌操作,否则易造成被空气杂菌污染的危险。

此法适用范围广,适用于大多微生物,是当前菌种保藏的最有效方法,具有变异少,保存时间长,输送、储存方便等优点,缺点是操作步骤繁多,需要设备较复杂。

(6)液氮保藏法:液氮保藏法是将菌种保存在-196 ℃的液氮中长期保存的方法,它的原理是利用微生物在-130 ℃以下新陈代谢趋于停止而有效的保存微生物菌种。

1)冻存管准备:用带有螺旋帽和垫圈的塑料管,高压蒸汽灭菌,备用。

2)配制保护剂:配制 10% ~20% 的甘油,高压蒸汽灭菌,备用。

3)菌种准备:将菌种接种在适宜的斜面培养基上培养,待其充分生长后,吸取 2 ~3 mL 保护剂加入斜面试管内,用接种环将菌苔刮下,制成菌悬液。

4)分装样品:用无菌滴管吸取菌悬液加入塑料管中,每管约 0.5 mL,拧紧螺帽,并在塑料管上标明菌名和日期。

5)预冻:先将塑料管置-40 ~-20 ℃冰箱中 1 ~2 h,然后转入液氮罐中快速冷冻。冷冻速率为 1.0 ~1.5 ℃/min。

6)保存:将塑料管保存在液氮罐液相中,并记录存放的位置与管数。

7)恢复培养:从液氮罐中取出塑料管,迅速放入 37 ℃水浴中复苏,并适当搅拌,样品溶化后用无菌吸管取出菌悬液移至适宜培养基中培养。

在操作时要注意防止破裂爆炸,如塑料管的螺帽封闭不严,液氮进入塑料管内,从液氮罐取出会发生爆炸,要特别小心。

笔记栏

目前液氮保藏法已广泛应用于各类微生物、细胞、组织、器官等的保存,此法是目前菌种保存的理想方法之一。

5.注意事项

(1)由于菌种的保藏与管理涉及实验室生物安全,因此实验室因教学需要进行菌种保藏时,应遵照国家的法律法规,严格管理,保证安全、有效使用。

(2)不能用含有可发酵糖的培养基保存菌种。

(3)不可使用选择性培养基,不能从药敏试验平板培养基上留取菌株。

(4)不可使培养基干枯,保存容器要密封、安全。

(5)温度变化敏感的细菌,如淋病奈瑟球菌和脑膜炎奈瑟球菌,不可连同培养基直接储存于冰箱做短期保存,但可用快速冷冻法长期保存。

(6)作为抗菌药物敏感试验质控用的参考菌株,由保存状态取出后,不能连续使用1周以上,应定期传代,但一般不超过6次,要及时进行更换。

实验十
细菌常用的生化反应

一、糖发酵试验

1. 实验目的

(1)熟悉微生物利用单糖(如葡萄糖)和双糖(乳糖、蔗糖)的能力。

(2)了解不同的微生物具有利用不同碳源的酶系。

2. 实验原理　微生物具有利用各种碳源的能力,其原理在于不同微生物具有不同的酶系,微生物利用碳源能力和结果的不同可用于微生物的鉴定。

溴甲酚紫是一种酸碱指示剂,在中性时为紫色,碱性时为深红色,而在酸性时呈现黄色。实验时,在各试管中加一倒置小管,称为杜氏发酵管,分装入实验用培养基,高压灭菌,培养基将被压进杜氏发酵管,并赶走管内气体,随后滞留在管内的气体将是由生物生长过程中产生的。当溴甲酚紫的颜色由紫色变为黄色时,表明微生物利用碳源产生酸性物质。

微生物在进行碳源代谢时可以产生不同的代谢产物。有些产物为酸性物质,如乙酸、甲酸及乳酸等。酸性物质的积累有时会超出培养基的缓冲范围,导致 pH 值下降,溴甲酚紫的颜色由紫色转为黄色。在产酸工程中,有时伴随气体的产生,这可以由杜氏发酵管中的气泡反映出来。若碳源代谢的终产物为中性化合物,既无颜色变化也无气体产生,表明此时的代谢较为复杂。

3. 实验材料

(1)细菌:大肠杆菌和伤寒杆菌培养物。

(2)试剂:蛋白胨水培养基、葡萄糖、乳糖、麦芽糖、甘露糖、蔗糖、酚红指示剂。

(3)其他:接种环、试管、杜氏发酵管。

4. 实验方法

(1)在实验管上标记好实验用菌的名称。

(2)使用无菌操作,将实验用菌接入各个试管,最后一管为对照,不接种。

(3)将实验管置于培养箱中,直立放置培养。

(4)48 h 后和 5 d 后检查培养状况。

(5)记录实验结果:"NR"表示无反应或结果复杂,"A"表示产酸不产气,"AG"表示产酸产气,"B"表示产生碱性物质。

5. 结果与讨论

(1)将实验结果填入表 10-1。

笔记栏

表 10-1　实验结果

生化反应	细菌	现象与结果					原理
		葡萄糖	乳糖	麦芽糖	甘露糖	蔗糖	
糖发酵试验	大肠杆菌						
	伤寒杆菌						

（2）本实验中对照管有什么意义？

二、IMViC 试验

1. 实验目的

（1）掌握微生物鉴定中常用的几种生化反应原理及结果判断方法。

（2）熟悉微生物生化反应中各种培养基的设计和用途。

2. 实验原理　IMViC 是以下四个试验的缩写：吲哚试验（indole test，I）、甲基红试验（methyl red test，M）、V–P 试验（voges–proskauer test，V）和枸橼酸盐利用试验（citrate utization test，C），字母"i"是为了发音的需要加入的。

IMViC 试验常用于革兰氏阴性的肠道细菌检测中。如产气杆菌和大肠杆菌在许多测试中反应很相似，极其容易混淆。IMViC 试验则可以区分产气杆菌属和大肠杆菌属的微生物。

（1）吲哚试验：色氨酸几乎存在于所有蛋白质中，有些细菌可以将色氨酸分解为吲哚，吲哚在培养基中的积累可以由吲哚试剂检测出来。实验操作必须在 48 h 内完成，否则吲哚进一步代谢，会导致假阴性的结果。吲哚试剂包含盐酸、异戊醇和对二甲基氨基苯甲醛三种成分，每种试剂均有其作用。异戊醇用于浓缩分散在培养基中的吲哚，对二甲基氨基苯甲醛可以和吲哚反应形成红色的化合物，该反应必须在酸性条件下完成，盐酸的作用就是制造酸性环境。一旦指示剂的颜色变为红色，就表明该试验为阳性（+）。

（2）甲基红试验：大肠杆菌和产气杆菌利用葡萄糖时有所不同，大肠杆菌接种到诸如 MRVP 培养基中时，将产生一些酸性物质，导致 pH 值下降。而产气杆菌利用葡萄糖时则产生中性物质，培养基的 pH 值没有显著变化。

（3）V–P 试验：产气杆菌利用葡萄糖时则产生的中性物质之一就是乙酸甲基甲醇，大肠杆菌并不产生此物质。V–P 试验即是用于特异性地检测乙酸甲基甲醇的。V–P 试验和甲基红试验一起，是检测大肠杆菌和产气杆菌的最有效的方法。

（4）枸橼酸盐利用试验：另一个可以区分大肠杆菌和产气杆菌的培养基是枸橼酸盐琼脂。若以枸橼酸盐作为唯一的碳源制备培养基，大肠杆菌不能在上面生长，而产气杆菌却可以生长得特别好。而且产气杆菌代谢产生的终产物为碱性，最终导致培养基 pH 值的显著上升。指示剂溴百里酚蓝可以检测到这一变化，pH 值中性时溴百里酚蓝为绿色，当 pH 值达到 7.6 时，颜色转为深蓝。除此之外，枸橼酸盐利用试验也可以用于某些肠道致病菌的检查。大多数的沙门菌可以利用枸橼酸盐，但是伤寒沙门菌和所有志贺菌却不利用。

3.实验材料

(1)细菌:大肠杆菌培养物、产气杆菌培养物、普通变形杆菌培养物。

(2)试剂:吲哚试剂,蛋白胨-水-磷酸盐培养基,甲基红试剂,6% α-萘酚,40%KOH溶液,西蒙枸橼酸盐琼脂斜面,醋酸铅营养琼脂高层。

(3)其他:接种环等。

4.实验方法

(1)吲哚试验

1)在两支装有实验用培养基的试管上标记好实验菌名称,另一管作为对照。

2)按照无菌操作,接种于实验菌培养基中。

3)37 ℃培养48 h后,取出实验管,每管加入 10 滴寇氏试剂,在手掌中搓动试管,使管内液体混合均匀,置于试管架上 5 min 后观察,寇氏试剂由黄色转为红色表示有吲哚存在,为试验阳性(+)。

4)记录实验结果。

(2)甲基红试验

1)在两支装有实验用培养基的试管上标记好实验菌名称,另一管作为对照。

2)按照无菌操作,接种于实验菌培养基中。

3)37 ℃培养48 h后,取出实验管。每管加入 5 mL 培养基(此时无须无菌操作)。再加入5滴甲基红试剂,若甲基红试剂由黄色转为红色表示培养基为酸性,为实验阳性(+)。

4)记录实验结果。

(3)V-P试验

1)在两支装有实验用培养基的试管上标记好实验菌名称,另一管作为对照。

2)按照无菌操作,接种于实验菌培养基中。

3)37 ℃培养48 h后,取出实验管。加入 0.5 mL 6% α-萘酚溶液以及0.5 mL 40% KOH,静置 5 min,若管内颜色转为红色表示 V-P 试验阳性(+),如果所有试管均无红色产生,应稍为加热后,再看实验结果。

4)记录实验结果。

(4)枸橼酸盐利用试验

1)在三支装有实验用西蒙培养基的试管上标记好实验菌名称,另一管作为对照。

2)按照无菌操作,接种于实验菌培养基中。

3)37 ℃培养48 h后,取出实验管,观察,若管内颜色转为深蓝色为枸橼酸盐利用试验阳性(+),若试管仍为绿色,为试验阴性(-)。

4)记录实验结果。

5.结果与讨论

(1)IMViC 试验结果。

(2)说明寇氏试剂的主要成分以及各自的作用。

(3)说明 MRVP 培养基的主要成分,各自的功能是什么？ 字母 MRVP 代表什么？

(4)在 V-P 试验中利用何种细菌代谢的中间产物进行检测？ 它来源于何种底物的代谢产物？

(5)在西蒙枸橼酸盐琼脂斜面加入 5 g/L 的葡萄糖,会改变该培养基的作用吗？

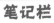

将实验结果填入表10-2中。

表 10-2　IMViC 试验结果

IMViC 试验	细菌	实验现象	结果	原理
吲哚试验	大肠杆菌			
	产气杆菌			
甲基红试验	大肠杆菌			
	产气杆菌			
V-P 试验	大肠杆菌			
	产气杆菌			
枸橼酸盐利用试验	大肠杆菌			
	产气杆菌			

三、硫化氢产生试验和触酶试验

1. 实验目的

(1)掌握微生物鉴定中常用的几种酶催化的反应原理及结果判断方法。

(2)熟悉微生物生化反应中各种培养基的设计和用途。

2. 实验原理　硫化氢(hydrogen sulfide，H_2S)是某些微生物在分解半胱氨酸等含硫氨基酸时脱硫产生的。硫化氢的产生是半胱氨酸转化为丙酮酸和氨这一系列反应的第一步，可以用醋酸铅检测出来，硫化氢遇到醋酸铅，可以形成黑色的沉淀。

触酶催化过氧化氢分解为水和氧，大多数需氧微生物可进行该过程。触酶的功能是将代谢过程产生的毒性的过氧化氢除去，以保护细胞不被伤害。当过氧化氢加入微生物或菌体上，将有氧气气泡产生，以此证明触酶的存在。

3. 实验材料

(1)细菌:甲型副伤寒杆菌培养物,乙型副伤寒杆菌培养物,枯草杆菌培养物,梭杆菌培养物。

(2)试剂:醋酸铅营养琼脂高层,过氧化氢溶液(3% ~10%)。

(3)其他:接种针、灭菌牙签、灭菌枪头、载玻片、体视镜等。

4. 实验方法

(1)硫化氢产生试验

1)使用接种针,按照无菌操作,将细菌接入醋酸铅琼脂高层。一支穿刺接种甲型副伤寒杆菌,另一支穿刺接种乙型副伤寒杆菌,注明菌名。

2)置37 ℃恒温箱中培养24 ~48 h。

3)培养结束后,观察结果时,有黑褐色硫化铅者为阳性(+),无此现象者为阴性(-)。

4)记录实验结果。

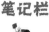
（2）触酶试验

1）使用接种环或无菌牙签将枯草杆菌和梭杆菌平板或斜面上的菌体取下。

2）将菌体涂于载玻片上。

3）用移液枪将一滴过氧化氢溶液加于菌体之上。

4）观察有无气泡产生，若有，则为触酶试验阳性。有时产生气泡较小，观察较困难，可使用体视镜辅助观察。

5）记录实验结果。

5. 结果与讨论

（1）硫化氢产生试验结果见表10-3。

表10-3　硫化氢产生试验结果

生化反应	细菌	实验现象	结果	原理
硫化氢产生试验	甲型副伤寒杆菌			
	乙型副伤寒杆菌			

"+"为试验阳性；"-"为试验阴性

（2）触酶试验结果见表10-4。

表10-4　触酶试验结果

生化反应	细菌	实验现象	结果	原理
触酶试验	枯草杆菌			
	梭杆菌			

"+"为试验阳性；"-"为试验阴性

6. 报告要求　记录生化反应结果，并试述金黄色葡萄球菌和铜绿假单胞菌的菌落色类特征及金黄色葡萄球菌与乙型溶血性链球菌菌落溶血特点。

实验十一
抗菌药物敏感性试验与耐药性检测

一、纸片扩散法

1. 实验目的

(1)掌握纸片扩散法(K-B 法)的原理、操作方法、结果的判读及其临床意义。

(2)熟悉纸片扩散法的质量控制。

2. 实验材料

(1)菌种:金黄色葡萄球菌 ATCC25923、大肠埃希菌 ATCC25922、铜绿假单胞菌 ATCC27853、临床分离革兰氏阳性菌株和临床分离革兰氏阴性菌株。

(2)培养基:水解酪蛋白琼脂(MH 琼脂)。

(3)试剂:无菌生理盐水,0.5 麦氏标准比浊管(相当于×10^8 cfu/mL),抗菌药物制片有以下几种。阿米卡星(amikacin, AMK)、庆大霉素(gentamicin, GEN)、青霉素(penicillin, PEN)、苯唑西林(oxacillin, OXA)、氨苄西林/舒巴坦(ampicillin/sulbactan, AMS)、哌拉西林(piperacillin, PIP)、头孢唑啉(cefazolin, FZN)、头孢呋辛(cefuroxime, FRX)、头孢他啶(ceftazidime, CAZ)、氨曲南(aztreonam, ATM)、亚胺培南(imipenem, IMP)、环丙沙星(ciprofloxalin, CIP)、万古霉素(vancomycin, VAN)、克林霉素(clindamycin, CLI)、复方新诺明(sulfamethoxazole trimethoprim, SXT)。

(4)青霉素液稀释法:

1)取无菌小试管 10 支排于试管架,于第 1 管加入 MH 肉汤 1.9 mL,2~10 管各加 1 mL。

2)于第 1 管加入稀释好的 100 U/mL 的青霉素钾盐 0.1 mL,混匀后取 1 mL 加入第 2 管,依次倍比稀释,自第 9 管吸出 1 mL 弃去,第 10 管为对照管(表 11-1)。

3)将各管中加入已校正浓度的金黄色葡萄球菌菌液(10^5 cfu/mL)0.05 mL,混匀后放置 35 ℃培养 18 h,观察结果。

表 11-1　青霉素液稀释法对照

试管号	1	2	3	4	5	6	7	8	9	10
培养基(mL)	1.9	1.0	1.0	1.0	1.0	1.0	1.0	1.0	1.0	1.0
青霉素液(mL)	0.1	1.0	1.0	1.0	1.0	1.0	1.0	1.0	1.0	弃去
青霉素浓度(mL)	5.00	2.50	1.25	0.63	0.31	0.16	0.08	0.04	0.02	0

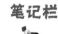

（5）其他:无菌棉拭、镊子、毫米尺、接种环。

3.实验原理和方法

（1）原理:含有定量抗菌药物的纸片巾在已接种测试菌的琼脂平板上,纸片中所含的药物吸取琼脂中的水分溶解后便不断地向纸片周围区域扩散,形成递减的梯度浓度。在纸片周围抑菌浓度范围内的细菌的生长被抑制,形成透明的抑菌圈。抑菌圈的大小反映测试菌对测定药物的敏感程度,并与该药对测试菌的最低菌浓度(minimal inhibitory concentration,MIC)呈负相关,即抑菌圈愈大,MIC 愈小。

（2）方法:

1）挑取孵育 16 ~ 24 h 的血平板上数个菌落置于生理盐水管中,校正浓度至 0.5 麦氏标准。

2）无菌棉拭蘸取菌液,大试管内壁旋转挤去多余菌液后在 MH 琼脂表面均匀涂布接种 3 次,每次旋转平板 60°,最后沿平板内缘涂抹 1 周。

3）平板在室温下干燥 3 ~ 5 min,用无菌镊子将含药纸片紧贴于琼脂表面,各制片中心相距应大于 24 mm,纸片距平板内缘应大于 15 mm。37 ℃孵育 16 ~ 18 h,量取抑菌圈直径(图 11-1)。

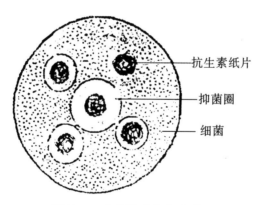

图 11-1　药物敏感试验(纸片法)

4）抗菌药物的选择:参照表 11-2 选择药敏纸片。

表 11-2　药敏纸片的选择

待测菌	药物
金黄色葡萄球菌 ATCC25923	PEN、OXA、CLI、VAN、CIP、GEN、SXT
大肠埃希菌 ATCC25922	AMP、FZN、GEN、AMS、FRX、CIP、IMP
铜绿假单胞菌 ATCC27853	CAZ、GEN、PIP、AMK、ATM、CIP、IMP

4.实验结果

（1）结果解释:用毫米尺量取抑菌圈直径,参照表 11-3 的标准判读结果。按敏感(S)、中介(I)、耐药(R)报告(图 11-2,表 11-4)。

表 11-3　纸片法药敏试验纸片含药量和结果解释

抗菌药物	纸片含药量	抑菌圈直径(mm)		
		耐药	中介	敏感
AMK	30 μg	≤14	15~16	≥17
GEN	10 μg	≤12	13~14	≥15
PEN	10 U	≤28	—	≥29
OXA	1 μg	≤10	11~12	≥13
AMP	10 μg	≤13	14~16	≥17
PIP	100 μg	≤17	—	≥18
FZN	30 μg	≤14	15~17	≥18
FRX	30 μg	≤14	15~17	≥18
CAZ	30 μg	≤14	15~17	≥18
ATM	30 μg	≤15	16~21	≥22
AMS	10/10 μg	≤11	12~14	≥15
IMP	10 μg	≤13	14~15	≥16
CIP	5 μg	≤15	16~20	≥21
VAN	30 μg	—	—	≥15
CLI	2 μg	≤14	15~20	≥21
SXT	1.25/23.75 μg	≤10	11~15	≥16

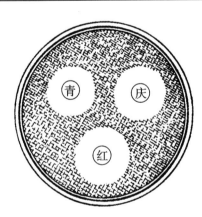

图 11-2　纸片扩散法药敏试验

表 11-4　几种抗生素抑菌圈解释标准及相应的最低抑菌浓度

代号	抗生素	纸片含药量	抑菌圈直径(mm)			相应的 MIC(μg/mL)	
			耐药	中介	敏感	耐药	敏感
P-G	青霉素 G	10 U	≤20	21~28	≥29	—	≤0.1
ERY	红霉素	15 μg	≤13	14~22	≥23	≥8	≤0.5
GEN	庆大霉素	10 U	≤12	13~14	≥15	≥8	≤4

（2）质量控制:标准菌株的抑菌圈应落在表11-5所示的预期值范围内。如果超出该范围,应视为失控而不发报告,须及时查找原因,予以纠正。

表11-5 质控标准菌株的抑菌圈预期值范围

抗菌药物	纸片含药量	抑菌圈直径(mm)		
		大肠埃希菌	金黄色葡萄球菌	铜绿假单胞菌
AMK	30 μg	19~26	20~26	18~26
GEN	10 μg	19~26	19~27	16~21
PEN	10 U	—	26~37	—
OXA	1 μg	—	18~24	—
AMP	10 μg	16~22	27~35	—
PIP	100 μg	20~24	29~37	—
FZN	30 μg	24~30	—	25~33
FRX	30 μg	29~35	23~29	—
CAZ	30 μg	20~26	27~35	—
ATM	30 μg	16~20	25~32	22~29
AMS	10/10 μg	—	18~26	23~29
IMP	10 μg	26~32	—	20~28
CIP	5 μg	30~40	22~30	25~33
VAN	30 μg	—	17~21	—
CLI	2 μg	—	24~30	—
SXT	1.25/23.75 μg	24~32	24~32	—

5.影响因素 培养基的质量、药敏纸片的质量、接种菌量、实验操作质量、孵育条件、抑菌圈测量工具的精度和质近代菌株本身的药敏物性等均能影响纸片扩散法抗生素敏感试验结果的准确性和精密度。

二、稀释法

1.实验目的

（1）熟悉各种稀释法抗生素敏感试验的原理、操作方法、结果判读和临床意义。

（2）熟悉稀释法的质量控制。

2.实验材料

（1）菌种:金黄色葡萄球菌、大肠埃希菌、铜绿假单胞菌、粪肠球菌。

（2）培养基:水解酪蛋白(casein hydrolysate,CH)琼脂、CH 肉汤。

（3）试剂:无菌生理盐水、蒸馏水、0.1 mol/L 磷酸盐缓冲液(pH 值为 6.0)、0.5 麦氏标准比浊管。

（4）其他:试管、吸头、接种环、无菌96孔聚苯乙烯 U 形微量板、微量加样器、振荡器、胶纸、湿盒、内径90 mm 的平板、Steers 多头接种器。

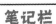

笔记栏

3. 实验原理和方法

(1)琼脂稀释法

1)原理:将不同剂量的抗菌药物加入熔化并冷至50 ℃左右的定量 CH 琼脂中,制成含不同递减浓度药物的平板。接种待测菌(可在一个平板上做多株测定),37 ℃孵育16～24 h,无细菌生长的最低药物浓度为测试菌的 MIC。

本实验特点是可同时做多株菌株的 MIC 测定,结果的重复性优于肉汤稀释法,且易于发现污染或耐药突变菌,是新药实验证实常用氧化酶外药敏试验经典参照标准。

2)方法:

抗菌药物原液的配制:配制各种抗菌药物原液的溶剂和稀释剂为蒸馏水和0.1 mol/L 磷酸盐缓冲液(pH 值6.0)。原液浓度常为测定最高浓度的10倍以上。肉汤稀释法常用的原液浓度为1 280 mg/L,琼脂稀释法常用的原液浓度为5 120 mg/L。原液配制好后用过滤法除菌,小量分装备用。大部分抗菌药物原液在−20 ℃以下可保存3个月,但在4 ℃下只能保存1周。琼脂和肉汤稀释法常用抗菌药物容积稀释法见表11−6。

表 11−6　琼脂和肉汤稀释法常用抗菌药物容积稀释法

药物浓度 (μg/mL)	取药液量 (mL)	加稀释剂量 (mL)	药物稀释浓度 (μg/mL)	琼脂或肉汤中最终含药浓度(μg/mL), 药物:琼脂(或肉汤)=1:9
5 120(原液)	1	0	5 120	512
5 120	1	1	2 560	256
5 120	1	3	1 280	128
1 280	1	1	640	64
1 280	1	3	320	32
1 280	1	7	160	16
160	1	1	80	8
160	1	3	40	4
20	1	1	10	1
20	1	7	2.5	0.25
2.5	1	1	1.25	0.125
2.5	1	3	0.625	0.062 5
2.5	1	7	0.031 2	0.031 2

含药琼脂的制备:①分别取2 mL 加入一系列已做好标记、内径为90 mm 的平板内;②再取熔化后已在50 ℃水浴中平衡30 min 的 CH 琼脂18 mL 加进平板内,边加边摇晃平板,使药物和培养基充分混匀。

接种:用 Steers 多头接种器在水平台上对平板逐个接种,该接种器1次可接种37株菌。每头的接种菌量为1～2 μL(含菌量约10^7 cfu/mL),故最终接种菌量约每个接种点含10^4个菌。亦可在平板上划定区域后用1～2 μL 定量接种环进行接种,接种后所形成的菌液圈直径约 5～8 mm。接种时应先接种含药浓度低的平板,然后接种浓度高的平板,最后接种不含抗菌药物的生长对照平板,以检查整个实验过程中测试菌的存活状态。

孵育:待接种点菌液干后,平板置 37 ℃孵育 16～20 h。

3)结果:

结果判断:完全抑制菌落生长的最低药物浓度为该药对检测菌的 MIC。单一菌落生长可忽略不计。

质量控制:每个琼脂平板应同时接种标准菌株,根据测试菌种类分别选用金黄色葡萄球菌、大肠埃希菌、粪肠球菌和铜绿假单胞菌等标准菌株在同一实验条件下进行测定。常用抗菌药物对这些标准菌株的 MIC 的预期值范围已定出,如测试结果超过或低于预期值范围一个稀释度以上时,不应发出报告,检查导致差错的可能原因以及标准菌株是否被污染或已变异等,并重复测定。同时应在接种过程毕后于接种器各孔内取一接种环的含菌肉汤画线种于血平板上以检查有无污染或混合生长。

(2)肉汤稀释法

1)原理:以 CH 液体培养基将抗生素做不同浓度的稀释,然后种入待检细菌,定量测定抗菌药物对被测菌的最低抑菌浓度(MIC)或最小杀菌浓度(minimum bacteriocidal concentration,MBC)。

2)方法:

抗菌药物稀释:取 26 支试管排成两排,每排 13 支。另取 3 支试管,分别标记上"肉汤对照""测试菌生长对照"和"质控菌生长对照"等。用 CH 肉汤稀释抗菌药物原液至待测最高浓度,操作可按表 11-6 稀释法进行。除每排的第一支试管外,每支试管内加 CH 肉汤 2 mL。每排的第一、二管分别加入 2 mL 抗药物稀释液,依次对倍稀释至 13 管,各管中抗菌药物的终浓度依次为 128 mg/L,64 mg/L,32 mg/L,16 mg/L,8 mg/L,4 mg/L,2 mg/L,1 mg/L,0.5 mg/L,0.25 mg/L,0.12 mg/L,0.06 mg/L 和 0.03 mg/L。

测试菌和质控标准菌的准备:增菌培养同 K-B 法,生长后的菌液用 3～5 mL 生理盐水校正浓度至 0.5 麦氏比浊标准,再用 CH 肉汤 1:10 稀释,使含菌量达到 10^7 cfu/mL。

在无菌 96 孔聚苯乙烯 U 形微量板的每排标记上"测试菌、标准菌和待测药物"等编号和顺序。

用微量加样器在每排第 12 孔内加 50 μL CH 肉汤。然后按照从低浓度的顺序从每 11 孔到第 1 孔依次加入 50 μL 稀释的药物。

测试菌和标准菌的准备同试管稀释法。用生理盐水将菌液校正到 0.5 麦氏比浊标准,再用 CH 肉汤稀释 1:100,使含菌量为 10^6 cfu/mL,然后每孔接种 50 μL。每排抗菌药物的最终稀释浓度分别为 128 mg/L,64 mg/L,32 mg/L,16 mg/L,8 mg/L,4 mg/L,2 mg/L,1 mg/L,0.5 mg/L 和 0.25 mg/L,最终接种量为 $5×10^4$ 个菌(接种浓度为 $5×10^5$ cfu/mL)。

将微孔板震荡 1 min,使各孔内溶液混匀,加盖并用胶纸密封以减少孵育过程中的蒸发,置湿盒内于 37 ℃孵育 16～20 h。

3)结果:

结果判断:根据生长对照孔中检测菌和标准菌的生长特性,进行比较判断。无肉眼可见生长的最低药物浓度为测定药物对测试菌的 MIC。为使结果清晰显示,可在每孔中加入 0.5% 氯化三苯四氮唑 5 μL,37 ℃孵育 1～3 h 后有细菌生长者呈红色,有助于结果判断。

质量控制:原则与试管稀释法相同。

三、E 试验

1. 实验目的

(1)熟悉 E 试验的原理、操作方法、结果判读方式的临床意义。

(2)熟悉 E 试验的质量控制要点。

2. 实验材料

(1)菌种:金黄色葡萄球菌 ATCC29213、大肠埃希菌 ATCC25922 或 ATCC35218、铜绿假单胞菌 ATCC27853、粪肠球菌 ATCC29212。

(2)培养基:CH 琼脂。

(3)试剂:无菌生理盐水、0.5 麦氏比浊管、E 试验试条。

(4)其他:无菌棉拭、药条置放器或镊子、药条置放模板、接种环。

3. 实验原理和方法

(1)原理:E 试验条是一条宽 5 mm,长 50 mm,内含有干化、稳定的、浓度由高至低呈指数梯度分布的一种抗菌药物的商品化塑料试条,试条上面用数字标出含该药物的浓度记得度(mg/L),浓度梯度范围一般为 15 个自然对数。E 试验结合了稀释法和扩散法的原理和特点,操作简便同扩散法,但可以像稀释法一样直接定量测出抗菌药物对测试菌的最低抑菌浓度(MIC),结果准确,重复性好。

(2)方法:

1)菌液准备:平板接种同 K-B 纸片琼脂扩散法。

2)接种:将浓度为 0.5 麦氏浓度的测试菌用棉拭子涂布法接种在药敏琼脂培养基上。

3)将置放模板放于直径 140 mm 的药敏平皿下,用药条置放器或镊子将药敏试条放置在模板所示位置上,每个直径 140 mm 的平板内可放置 6 条 E 试验试条,而 90 mm 平板只能放 1～2 条。

4)孵育温度和时间与纸片琼脂扩散法相同。

4. 实验结果

(1)结果判断:孵育后围绕试条可形成一个椭圆形的抑菌圈,抑菌圈和试条的横向相交处的刻度读数码是该测定抗菌药物对测试的最低抑菌浓度(MIC)。

(2)质量控制:基本与稀释法相同,应掌握 E 试验药敏试条的正确使用和储存方式,如涂菌后一定要待琼脂表面干燥后方可置入药敏试条,以及 E 试验判定 MIC 终点的正确方法。

5. 注意事项

(1)药敏试条两侧的抑菌圈与试条相交处位于试条上所示上下刻度之间时,读取较高的一侧所示的读数。

(2)药敏试条两侧的抑菌圈与试条相交处不一致时,读取刻度数值较高的一侧所示的读数。

（3）沿药敏试条边缘生长的细菌线在阅读结果时可忽略不计。

（4）β-内酰胺酶抑制剂因其固有活性等原因可能会导致沿药敏试条的下端形成一下延的抑菌圈,此时的 MIC 应是椭圆正常椭圆线的延伸与药敏试条相交处的刻度读数。

（5）在椭圆形抑菌圈与药敏试条相交处或圈内有小菌落或大菌落时,应读生长被完全抑制的部分与药敏试条相交处的读数。

（6）出现双抑菌圈时,应读生长被完全抑制的部分与药敏试条相交处的读数。

（7）测试抑菌抗菌药物时,或接种菌量过高时,应读 80% 抑菌部分或生长被明显抑制的部分与药敏试条相交处的读数。

（8）当椭圆形抑菌圈在与药敏试条相交处呈凹下延伸时,阅读凹下起始处椭圆形切线的读数。一般高于完全抑制部位 0.5～1 个稀释度。

四、琼脂筛选试验

1. 实验目的

（1）熟悉琼脂筛选试验的原理、操作方法、结果判断和临床意义。

（2）熟悉琼脂筛选试验的质量控制要点。

2. 实验材料

（1）菌种:耐甲氧西林金黄色葡萄球菌(methicillin resistant staphylococcus aureus, MRSA）、甲氧西林敏感金黄色葡萄球菌、金黄色葡萄球菌 ATCC29213（敏感株）、金黄色葡萄球菌 ATCC433300（耐药株）。

（2）培养基:4% NaCl MH 琼脂（含 6 μg/mL 苯唑西林）。

（3）试剂:无菌生理盐水、0.5 麦氏标准比浊管。

（4）其他:移液器、tip 管。

3. 实验原理和方法

（1）原理:将标准浓度菌液点种在含单一药物、单一浓度的药物平板上,经孵育后观察是否有菌生长,可筛选待测菌对某一药物的耐药情况,常用于某些细菌对某种抗生素耐药的筛选,常用于 MRSA、万古霉素耐药肠球菌的筛选。

（2）方法:①菌液准备,挑取平板上生长的菌落数个,配制成 0.5 麦氏比浊度细菌悬液。②用移液器点种细菌悬液于 4% NaCl 的苯唑西林琼脂平板上。③37 ℃孵育 24 h。

4. 实验结果

（1）只要有 1 个菌落生长,即视为耐药。

（2）用金黄色葡萄球菌 ATCC29213 作为敏感株质近代菌株,金黄金葡萄球菌 TCC433300 为耐药菌株质控菌株。

5. 注意事项

（1）由于 MRSA 耐药性表现的异质性,表达易受外界因素影响,平板上含的 NaCl 浓度影响其表达。

（2）仔细观察孵育后生长的菌落,只要有一个细菌生长即可视为耐药。

五、联合药敏试验

1. 实验目的

(1)熟悉联合药敏试验原理、操作方法、结果判断和临床意义。

(2)熟悉联合药敏试验部分抑菌浓度(fraction inhibitory concentration,FIC)指数的计算和判断。

2. 实验材料

(1)菌种:大肠埃希菌 ATCC25922。

(2)培养基:MH 培养基。

(3)试剂:生理盐水、蒸馏水、0.1 mol/L 磷酸盐缓冲液、氨苄西林、庆大霉素。

(4)其他:试管、吸头、接种环、无菌96孔聚苯乙烯U形微量板、微量加样器、振荡器、胶纸、湿盒等。

3. 实验原理和方法

(1)按本节二的方法分别测定两种药物对大肠埃希菌的 MIC 值。

(2)以上述 MIC 的 2 倍依次倍比稀释 6~8 个稀释度,两种药物的稀释分别在稀释的纵列和横列进行,这样每孔中得到不同浓度组合的两种药物混合液。

(3)接种 1:1 000 MH 肉汤稀释 0.5 麦氏比浊度菌液 50 μL,使最终菌液浓度为 5×10^5 cfu/mL。

(4)37 ℃孵育 18~24 h 观察细菌生长结果。

4. 实验结果　根据生长对照孔的细菌生长情况进行比较判断。无肉眼可见生长的最低药物浓度为测定药物对测试菌的 MIC。

FIC 指数计算:根据下列公式计算。

$$FIC \text{ 指数} = \frac{A \text{ 药联合时的 MIC}}{A \text{ 药单测时的 MIC}} + \frac{B \text{ 药联合时的 MIC}}{B \text{ 药单测时的 MIC}}$$

判断标准:FIC 指数<0.5 为协同作用;0.5~1 为相加作用;1~2 为无关作用;>2 为拮抗作用。

六、β-内酰胺酶和超广谱β-内酰胺酶检测

1. 实验目的　熟悉检测 β-内酰胺酶试验的原理、结果判断和临床意义。

2. 实验材料

(1)菌种:大肠埃希菌、肺炎克雷伯菌临床分离株。

(2)培养基:MH 培养基。

(3)试剂:头孢硝噻吩纸片、阿莫西林/克拉维酸纸片、头孢曲松、头孢他啶、氨曲南药敏纸片。

(4)其他:试管、吸头、接种环、无菌生理盐水。

3. 实验原理和方法

(1)取头孢硝噻吩纸片 1 片,用 1 滴无菌蒸馏水浸润。

(2)用无菌牙签挑取 18~24 h 培养的细菌菌落,涂布于头孢噻吩纸片,10 min 后观察结果。纸片由黄色变为红色为阳性,表示为产 β-内酰胺酶细菌。

（3）挑取 β-内酰胺阳性细菌的 18～24 h 培养的细菌菌落,用无菌生理盐水稀释成 0.5 麦氏比浊度,用无菌棉签蘸取菌液均匀涂布 MH 平板。

（4）上述平板稍干后,中央贴阿莫西林/克拉维酸纸片,在距该纸片 20 mm 处（中心—中心）分别贴头孢曲松、头孢他啶和氨曲南纸片作为指示剂,35 ℃孵育 16～18 h,观察结果。

4. 实验结果　指示剂朝向阿莫西林/克拉维酸方向有抑菌圈扩大现象,说明有两种药物协同现象,即表明待检菌产生超广谱 β-内酰胺酶。

5. 注意事项

（1）两纸片中心相距的距离和抑菌圈的协同现象出现有密切关系,本实验采用 20 mm 间距。

（2）指示剂的药物不同和检出阳性率有关,常采用两种以上三代头孢菌素作为指示剂进行检测可避免漏检。

6. 实验报告　测量并记录各种药物抑菌圈大小,判断其敏感性,试分析其原因。

实验十二
内毒素的检测——鲎试验

　　鲎是一种海洋节肢动物,血液中含有一种变形细胞,这种细胞裂解可与微量细菌内毒素起凝胶反应,这是由于细胞裂解物中的一种酶被细菌内毒素中脂多糖激活,使其蛋白形成凝胶,因此可利用此种反应检测内毒素,鲎试剂具有快速、简便、灵敏(可检测少于 10 μg/L 的内毒素)等优点。

　　1.实验目的　学习内毒素的一种简便检测方法。

　　2.实验材料　鲎试剂(即鲎变形细胞裂解物,冷冻干燥制品装于安瓿内),标准内毒素,1 mL 吸管,无菌无热原质生理盐水。

　　3.实验方法

　　(1)打开鲎试剂安瓿,加0.1 mL 无菌无热原质生理盐水使之溶解。溶解后再加0.1 mL 标准内毒素于安瓿中。

　　(2)于另一支已溶解的鲎试剂中加0.1 mL 无菌无热原质生理盐水作为对照。

　　(3)轻轻摇匀后,垂直放在37 ℃水浴箱中,1 h 后观察有无凝固,凝固为阳性,不凝固为阴性。

　　4.实验报告　记录并分析实验结果。

实验十三
病毒的动物接种

1. 实验目的　了解病毒的动物接种法。

2. 实验材料　1～3 d 或 3 周龄的小白鼠、乙型脑炎病毒悬液、注射器、针头、碘酒、棉签等。

3. 实验方法

（1）用 0.25 mL 注射器抽取乙型脑炎病毒悬液,去除注射器内气泡。

（2）取出小白鼠,左手将小白鼠固定,固定时用大拇指和示指握住小白鼠的头部,左手手掌轻轻按住小白鼠的体部。

（3）右手用棉签蘸以碘酒,消毒小白鼠的右侧额部皮毛(不要使消毒剂进入眼内)。

（4）右手拿注射器在小白鼠颞部(与耳根连线的中点)注入,进入颅腔(有突破感)即可,不要插得太深,注射量为 0.02～0.03 mL,勿过量;注射时桌面上平铺浸有石炭酸的布,以免感染材料污染桌面。

（5）注射完毕,将用过的注射器放入煮沸消毒器内煮沸消毒。实验动物置于防蚊设备的室内饲养,每日观察 2 次,注意动物有无症状。

4. 实验结果　通过接种 3～4 d 后小白鼠即表现耸毛,活动减少或增强,出现异常的表现如震颤、绕圈、蜷曲、尾强直或麻痹,直至瘫痪死亡。一般在小白鼠濒死前,即解剖小白鼠,取脑组织传代及做病毒鉴定。

5. 实验报告　描述接种途径及解剖检查的程序。

实验十四
病毒鸡胚培养法

鸡胚培养法操作简便,来源容易,适用于流感病毒、痘类病毒、疱疹病毒和脑炎病毒等的培养。对鸡胚培养的接种方法有多种,最常用的有绒毛尿囊膜接种法、羊膜腔接种法、尿囊腔接种法和卵黄囊接种法,此外尚有脑内接种法和血管内接种法。可以根据病毒的特征,选择适宜的接种途径。下面以绒毛尿囊膜接种法为例(图14-1)。

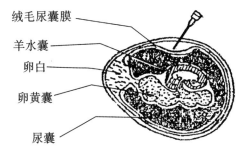

图14-1 鸡胚绒毛尿囊膜接种法

1. **实验目的** 了解病毒鸡胚培养法,观察牛痘苗病毒引起的痘斑。

2. **实验材料** 牛痘苗病毒10^3稀释液、10～12 d 龄鸡胚、无菌 1 mL 注射器、14 号针头、锯片、解剖刀、毛细吸管、橡皮头、锥子、小镊子、剪刀、胶布等。

3. **实验方法**

(1)选用 10～12 d 龄鸡胚,将气室及胎位画出。并在胎位附近无血管区的卵壳上画出 1 个三角区(边长为 1 cm)。

(2)碘酒消毒后,以磨牙机或锯片沿三角形边磨破卵壳,但不伤及卵膜,并在气室正中钻一孔。

(3)将卵平卧蛋座上,用解剖刀轻轻将三角形的卵壳揭去,形成卵窗露出卵膜。

(4)于卵膜当中以利针刺破一小口,用橡皮头自气室端小孔将气室中空气吸出,使绒毛尿囊膜下陷与卵膜分离,而形成"人工气室"。

(5)去除卵膜,于绒毛尿囊膜上滴入病毒 0.2 mL。

(6)用胶布封口,胶布事先应用碘酒消毒,并通过火焰烧去余碘。

(7)接种后放置 37 ℃孵育 4 d 左右。

(8)最后在人工气室周围,用碘酒消毒,用无菌镊子扩大卵窗,轻轻夹起绒毛尿囊膜,并用无菌小剪刀沿人工气室周围将绒毛尿囊膜剪下。放置灭菌平皿或玻璃片上,观察病变。

4. **实验报告** 记录绒毛尿囊膜接种过程及观察的结果。

实验十五
病原性真菌

不同真菌的菌丝和孢子的形态不同,并形成不同的菌落。菌落、菌丝和孢子的特征是鉴别真菌的依据。

(一)实验目的

了解几种常见真菌的形态及菌落特点,皮肤丝状菌的检查。

1.观察常见真菌的形态及菌落特点

(1)实验材料

1)新型隐球菌、白假丝酵母菌、石膏样小孢子菌和羊毛状小孢子菌在沙保弱培养基上的培养物。

2)石膏样小孢子菌的小培养物棉兰染色标本片。

3)新型隐球菌的墨汁负染标本片。

4)白假丝酵母菌病患者的棉拭子标本、革兰氏染色液、载玻片等。

(2)实验方法

1)观察新型隐球菌在沙保弱培养基上的菌落及墨汁染色片。

2)观察白假丝酵母菌在沙保弱培养基上的菌落形态及菌体形态。

3)观察石膏样小孢子菌在沙保弱培养基上的菌落。

4)观察羊毛状小孢子菌在沙保弱培养基上的菌落。

2.皮肤丝状菌的检查

(1)实验材料:手足皮癣或体癣皮屑、10% 氢氧化钾、盖玻片、小镊子及 95% 乙醇等。

(2)实验方法:用钝刀在手、足、体癣损害部轻轻刮取皮屑,甲癣可刮取病损指(趾)甲深层碎屑。取皮甲屑标本少许于载玻片上,加一滴 10% 氢氧化钾溶液,覆盖一盖玻片,置火焰上微微加热,以加速角质溶解,使标本透明,然后轻轻加压使成薄片,并驱去气泡,先置低倍镜检查,然后再用高倍镜证实,阳性标本常可见分枝菌丝或孢子。

镜检菌丝或孢子时,应注意与纤维、表皮细胞间隙、气泡及油点等鉴别(图 15-1 ~ 图 15-8)。

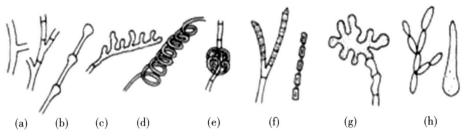

图 15-1　真菌的菌丝与孢子

(a)　　(b)　　(c)　　(d)　　　　(e)　　　　(f)　　　　(g)　　　　(h)

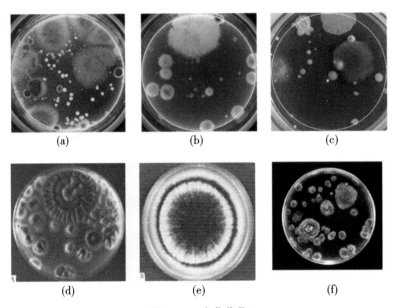

(a)　　　　　　　(b)　　　　　　　(c)

(d)　　　　　　　(e)　　　　　　　(f)

图 15-2　真菌菌落

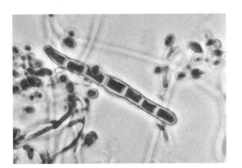

图 15-3　石膏样小孢子菌

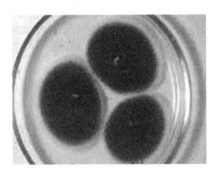

图 15-4　羊毛状小孢子菌

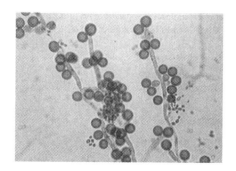

图15-5　白假丝酵母菌

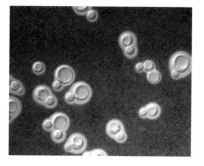

图15-6　新型隐球菌

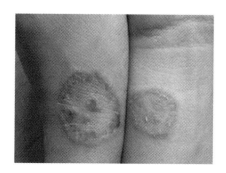

图15-7　股癣

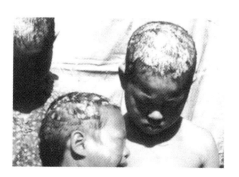

图15-8　头癣

(二)实验报告

描述羊毛状小孢子菌、白假丝酵母菌及新型隐球菌菌落特点,比较三者的区别,记录体癣或皮癣标本检查结果。

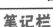

第三篇　人体寄生虫学实验

实验十六
原虫

一、溶组织内阿米巴

1. 实验目的

(1)掌握溶组织内阿米巴滋养体和包囊的形态特征。

(2)学会从粪便中检查溶组织内阿米巴滋养体和包囊的方法。

2. 学习要点　溶组织内阿米巴是一种致病的阿米巴。它的生活史中有滋养体和包囊两个时期。四核包囊是感染阶段,经口而入,生活于大肠腔内,以二分裂法繁殖,能形成包囊,随人粪排出体外。其基本生活过程是包囊→滋养体→包囊;但在一定条件下,滋养体可侵入大肠壁,或经血流侵入肝、肺等组织,引起病变(图16-1,图16-2)。

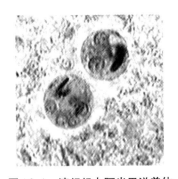

图16-1　溶组织内阿米巴滋养体

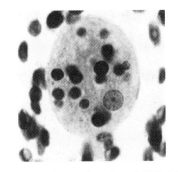

图16-2　溶组织内阿米巴滋养体包囊

(1)滋养体:溶组织内阿米巴的滋养体大小为 10 ~ 60 μm,当其从有症状患者组织中分离时,常含有摄入的红细胞,有时也可见白细胞和细菌。滋养体借助单一定向的伪足而运动,有透明的外质和富含颗粒的内质,是一个球形的泡状核,直径 4 ~ 7 μm。纤薄的核膜边缘有单层均匀分布、大小一致的核周染色质粒。但在培养基中的滋养体往往有 2 个以上的核,核仁小,大小为 0.5 mm,常居中,周围围以纤细无色的丝状结构。

(2)包囊:滋养体在肠腔里形成包囊的过程称为成囊。滋养体在肠腔以外的脏器或外界不能成囊。在肠腔内滋养体逐渐缩小,停止活动变成近似球形的包囊前期,以后变成一核包囊并进行二分裂增殖。胞质内有一特殊的营养储存结构即拟染色体,呈短棒状,对虫株鉴别有意义。在未成熟包囊中有糖原泡。成熟包囊有4个核,圆形,直径10~16 μm,包囊壁厚约125~150 nm,光滑。核为泡状核,与滋养体的相似但稍小。

3. 实验方法　溶组织内阿米巴包囊铁苏木精染色标本。在低倍镜下寻找包囊,应按顺序在染色较浅的地方寻找,找到后移至视野中央换油镜观察。包囊为圆球形,外围常透明无色,囊内可见有1~4个细胞核。核圆形,有薄而染成黑色的核膜,膜内缘可见分布比较均匀的染色质粒,核的中央有点状的核仁。在成熟包囊(4核)内常见不到染成黑色的棒状的拟染色体和空泡状的糖原泡(染色过程中溶解)。

二、疟原虫

1. 间日疟原虫薄血膜染色标本　间日疟患者血涂片,瑞-姬氏染色,镜下观察。先在低倍镜下确定血膜平面,血涂片薄而均匀或红细胞呈单层均匀排列的部位(通常为血片近末端),加油后,转油镜观察。在红细胞内找疟原虫,经瑞-姬氏染色后,疟原虫的细胞质染成蓝色,细胞核染成红色、疟色素为黄褐色。注意与血片中的其他细胞、染料渣等区别(图16-3)。

(1)环状体:此期被寄生的红细胞尚无改变。疟原虫的细胞质呈环状,红色的核为点状,在环的一边,很像一个红宝石戒指。环状体的大小占红细胞直径的1/4~1/3。

(2)滋养体:环状体进一步发育的形态,此时被寄生的红细胞胀大,色较淡,红细胞上常有许多红色小点即薛氏小点。原虫的细胞质增多有伪足伸出。红色的核也显著增大,细胞质上有黄褐色的疟色素颗粒。

(3)裂殖体:有未成熟与成熟两种形态。此时细胞质较致密,伪足已消失,核先分裂,然后细胞质分裂,未成熟裂殖体的核尚未分裂到一定数目,细胞质尚未分开。成熟裂殖体的核已分裂到一定数目即12~24个(平均16个),细胞质围绕每一个细胞核形成裂殖子。此时黄褐色的疟色素颗粒集中在虫体中央或一侧。

(4)配子体:经过3~5代裂体增殖后,有一部分裂殖子侵入红细胞后发育为配子体。此时被寄生的红细胞胀大。雌雄配子体均呈圆形,疟色素颗粒则均匀地分布在细胞质中。雌配子体的核与细胞质均较致密,染色后细胞质为蓝色,核为红色偏于一边,即为核小、致密、在一边。雄配子体核与细胞质较疏松,核较大,位近中央,即为核大、疏松在中央。

2. 恶性疟原虫薄血膜染色标本:观察方法与间日疟原虫标本相同。环状体较间日疟的小,占红细胞的1/6左右。环小,常在一个环上有一个细胞核,有的环状体贴于红细胞边缘,犹如飞鸟状。一个红细胞内常可见两个或更多的恶性疟原虫环状体。恶性疟原虫的大滋养体与裂殖体在周围血液中一般不易查见。配子体所寄生的红细胞常被胀破而不见。雌配子体呈新月形,两端较尖。雄配子体呈腊肠形,两端较圆。细胞核都在虫体中央,核的周围有疟色素颗粒(图16-4)。

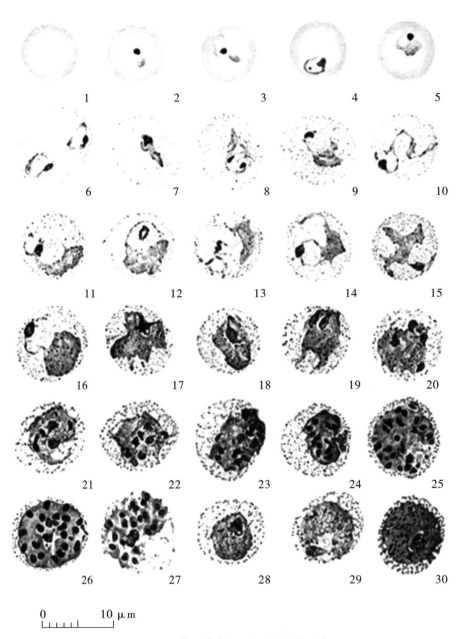

0   10μm

图16-3   薄血膜中间日疟原虫各期形态

1.正常红细胞   2~6.小滋养体(环状体)   7~18.滋养体   19~22.未成熟裂殖体
23~27.成熟裂殖体   28、29.雌配子体   30.雄配子体

笔记栏

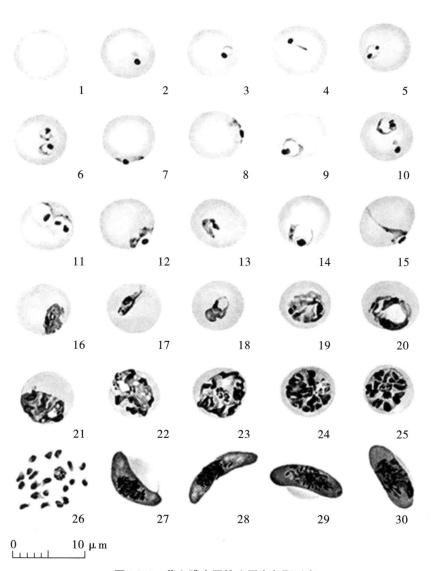

0 10 μm

图 16-4 薄血膜中恶性疟原虫各期形态

1. 正常红细胞 2~10. 小滋养体(环状体) 11~18. 滋养体 19~25. 裂殖体 26. 破裂裂殖体
27、28. 雌配子体 29、30. 雄配子体

3. 示教

(1)间日疟原虫红细胞内期各发育阶段。比较典型的标本,用油镜观察,注意各期形态特征和被寄生的红细胞的特点。

(2)恶性疟原虫的环状体和配子体,注意与间日疟原虫的形态鉴别。

(3)子孢子染色标本:为蚊的唾液腺涂片。子孢子呈梭形,中间有一个细胞核。

(4)卵囊玻片标本:为一张蚊胃的染色标本,注意胃壁上圆球形的卵囊。

(5)间日疟原虫的厚血膜玻片标本:红细胞已被溶解或仅有轮廓,疟原虫形状常有变化,注意鉴别各期形态。

(6)按蚊针插标体(肉眼观察):中华按蚊是疟疾的传播媒介,翅脉上有黑白鳞片

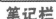
笔记栏

组成的斑点,参见昆虫纲部分。

4. 主要技术操作 血涂片制作及染色,检查疟原虫的方法有薄血膜和厚血膜两种。薄血膜上的红细胞仅一层,均匀分布,寄生在红细胞内的疟原虫形态容易认识和鉴别虫种,但疟原虫的数量较少,不易寻找,须仔细、耐心寻找。厚血膜上的红细胞则有数层,在固定和染色前需溶去血色素,因此红细胞被破坏,疟原虫的形态不容易识别,但疟原虫数量较多,容易检查(图16-5)。一般采用在同一张玻片上做厚、薄两种血膜,以弥补其优缺点。

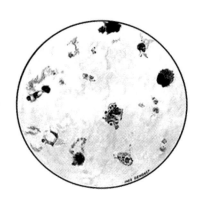

图 16-5 间日疟原虫红细胞内期厚血膜法镜下观

(1)材料:感染鼠,载玻片,消毒棉球,乙醇,剪刀,蜡笔,吸管,蒸馏水,培养皿,姬氏或瑞氏染液,缓冲液等。

(2)血膜制作:

1)薄血膜制作方法:①采血,临床上取患者耳垂或指尖血,本次实验用感染疟原虫的小鼠尾尖血。②操作方法为剪去小鼠尾尖取一洁净载玻片,左手持玻片两端,另选1张边缘光滑平整的玻片作推片。用推片一端的中央从鼠尾端取1小滴血(约米粒大),置载玻片的中部,使推片和玻片保持30°~40°夹角,将血滴在推片边缘展开后,匀速向前推动,即形成舌状血膜。

2)厚血膜制作方法:①采血同薄血膜法。②操作方法为厚血膜可置于薄血膜的另一端。用推片的一角从鼠尾取血2~3滴,自里向外顺着一个方向推成直径约1 cm大小、厚薄均匀的血膜。厚、薄血膜间用蜡笔画线分开。充分晾干后,滴加蒸馏水于厚血膜上溶血,将水倾去,晾干后与薄血膜一起染色。

3)固定、染色:①瑞氏染色,先用蜡笔在血膜两端画上线,以防染液外溢。瑞氏染液为甲醇溶液,血膜不需要预固定,此染色法快速,适于临床检验,但较易褪色,保存时间不长。②滴加瑞氏染液数滴,使之覆盖血膜,约1~2 min后血膜被染液中的甲醇固定,再加与染液等量的缓冲液或蒸馏水,轻摇载玻片,使染液与稀释液混匀,3~5 min后用缓冲液或自来水从玻片一端冲洗,晾干后镜检。

4)注意事项:①玻片要洁净,无油脂。血量适中,推速均匀,以防血膜过厚、过薄或出现条状横纹。血片在干燥过程中,避免灰尘或苍蝇脱吸。②厚、薄血膜制备在一张载玻片时,应注意在厚血膜溶血前必须先用甲醇固定薄血膜,以避免接触水而使薄血膜上的红细胞溶解。厚血膜溶血时间不可太长,不要振荡,以防血膜脱落。③染液

笔记栏

是甲醇溶液,切忌混入水滴,否则发生沉淀,妨碍染色,故染液发现有沉淀时不可再用。④滴加染料切忌太多,否则染料残渣黏在血膜上无法洗净,影响检查。加水后必须与染料充分混合,否则发生染色不均。冲洗血膜时应流水直接将染液冲去,避免染料黏着血膜。

 作业

绘出观察到的间日疟原虫红细胞内各期形态。

 思考题

恶性疟原虫在红细胞内期能见到的有哪几种形态? 间日疟原虫红细胞内期有哪些形态特征?

实验十七

吸虫

一、华支睾吸虫

1. 实验目的

(1)掌握华支睾吸虫成虫的形态特征。

(2)掌握华支睾吸虫虫卵的形态特征。

(3)熟悉华支睾吸虫生活史和流行病学特点。

(4)了解华支睾吸虫对人体的危害及其实验诊断方法。

2. 学习要点　华支睾吸虫,又称肝吸虫,成虫寄生于肝胆管内,可引起华支睾吸虫病或肝吸虫病。

生活史:华支睾吸虫寄生于人或猫、狗的肝胆管内。含毛蚴的虫卵随胆汁排至肠腔,又随粪便排出体外,虫卵入水后被第一中间宿主沼螺、涵螺或豆螺等吞食,毛蚴在螺体内孵出,经胞蚴、雷蚴、尾蚴各期,尾蚴自螺体逸出,再侵入第二中间宿主淡水鱼内形成囊蚴,人因生食或半生食淡水鱼而感染。猫、狗等为本虫的保虫宿主。重者致肝硬化。

本课重点预习的内容:华支睾吸虫作为吸虫纲的代表有哪些形态特征? 根据哪几点来认识华支睾吸虫? 华支睾吸虫的基本结构有哪些? 其虫卵的基本结构有哪些?

3. 实验方法

(1)肝吸虫卵玻片标本:肝吸虫卵为寄生在人体内蠕虫卵中最小的虫卵。在低倍镜下其大小和形态似一粒芝麻。高倍镜下如西瓜子大小,形如旧式电灯泡,卵壳较厚,淡黄褐色,卵的一端有小盖,另一端有一小棘,卵内有一毛蚴。因虫卵较小,在低倍镜下寻找时,应将光圈缩小些(图17-1)。

(2)肝吸虫成虫玻片标本:肝吸虫外形如葵花籽状,虫体较薄半透明,前端较细,后端钝圆,虫体大小约(10~25)mm×(3~5)mm,镜下见,口吸盘略大于腹吸盘,后者在虫体前端1/5处。口吸盘在虫体最前端,下接咽及短食管,然后分叉,延伸至虫体的末端形成盲端,有口无肛门。雌雄同体,两高度分枝的睾丸前后排列在虫体的后1/3,染成深红色。睾丸分枝是此虫形态上的主要特征。卵巢边缘分叶,位于睾丸之前,大而囊状的受精囊在睾丸与卵巢之间,卵巢与腹吸盘之间是高度迁曲充满虫卵的子宫,卵黄腺在虫体中部的两侧,染成棕黄色。生殖孔在腹吸盘前方(图17-2)。

(3)鱼肌肉中肝吸虫囊蚴玻片标本:椭圆或圆形,内含幼虫,排泄囊内含微细折光颗粒。

鱼肌肉内囊蚴压片检查法:仅感染有华支睾吸虫囊蚴的鲤科淡水鱼(常用麦穗鱼)放在洁净的培养皿内,用小剪刀轻轻刮去鱼鳞,然后用小镊子撕去鱼皮,从鱼背部取肌肉一小块(绿豆粒大小),放在两玻片间用力压薄,用细线将载玻片两端扎紧,低倍镜下观察囊蚴形态(囊蚴绝大部分分布在鱼体背部及肛区至尾鳍的基部)。必要时要与其他吸虫的囊蚴(如猫后睾吸虫等)相区别。

(4)示教:

1)肝吸虫成虫:自然状态未染色标本,观察肝吸虫的大小、外形、颜色等;染色标本观察体内雌雄生殖系统及消化系统。

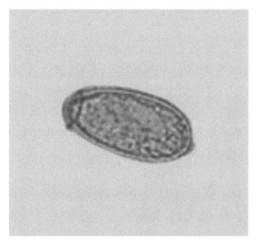
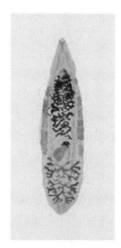

图 17-1　肝吸虫卵　　　　　　　　图 17-2　肝吸虫成虫

2)肝吸虫的中间宿主:第一中间宿主、涵螺及第二中间宿主淡水鱼。

3)感染阶段:囊蚴寄生在淡水鱼内,呈椭圆形,大小约 138 μm×115 μm,囊壁双层,排泄囊明显。

4)肝吸虫寄生的猫肝大体标本:注意成虫在肝内的寄生部位,肝脏的病理变化。

5)生活史各期的标本形态:毛蚴、胞蚴、雷蚴、尾蚴。

作业

(1)绘出华支睾吸虫卵成虫(高倍镜下)。

(2)绘出华支睾吸虫成虫(要求结构示意图)。

思考题

(1)学习了华支睾吸虫后,比较一下吸虫与线虫在形态生活史方面的主要不同点。

(2)学习了华支睾吸虫的生活史后,请考虑如何对华支睾吸虫病进行预防?

二、卫氏并殖吸虫(肺吸虫)

1. 实验目的

(1)掌握肺吸虫卵的形态特征。

(2)掌握成肺吸虫形态特征。

(3)熟悉肺吸虫的生活史和流行病学特点。

(4)了解肺吸虫的致病情况。

(5)了解肺吸虫病的诊断方法。

2. 学习要点　卫氏并殖吸虫是人体并殖吸虫的重要虫种之一,是引起肺型并殖吸虫病(肺吸虫病)为主的并殖吸虫。

卫氏并殖吸虫也称肺吸虫,成虫主要寄生于人、猫、狗等肺脏里,虫卵随排泄物排出体外,进入水中发育并孵出毛蚴。毛蚴侵入第一中间宿主川卷螺,经过胞蚴、母雷蚴、子雷蚴与尾蚴各期,尾蚴从螺体逸出后,侵入第二中间宿主石蟹或蝲蛄。在体内发育为囊蚴,人因生食含有石蟹或蝲蛄而感染。童虫在人体须经移行才能到达肺脏。

本课重点预习的内容:肺吸虫成虫和虫卵有哪些重要形态特征? 幼虫移行的路线及异位寄生的现象。应从哪些排泄物中检查肺吸虫卵?

3. 实验方法

(1)肺吸虫卵的玻片标本:肺吸虫卵比蛔虫卵大,大小为(80 ~ 118) μm×(48 ~ 60) μm,形态变异很大,但基本上为椭圆形,金黄色,最宽处多近卵盖一端。卵盖大,常带倾斜,但也有缺卵盖者,卵壳厚薄不均匀,卵内含有十余个卵黄细胞,从虫体排出时,卵细胞尚未分裂,常位于中央。有人形容它像个不对称的水缸状(图17-3)。

(2)肺吸虫成虫的染色标本:虫体椭圆形,长宽比例为2∶1,口腹吸盘大小略同,腹吸盘位于体中线之前。消化系统退化,有口无肛门。生殖系统的卵巢、子宫并列于腹吸盘之后,两睾丸也并列在虫体后部,为卫氏并殖吸虫的特征(图17-4)。

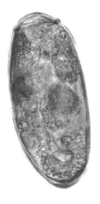

图17-3　肺吸虫卵

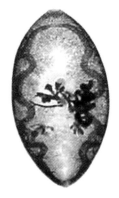

图17-4　肺吸虫成虫

(3)肺吸虫囊蚴玻片标本:低倍镜观察为圆形,有内外两层囊壁,囊内可见含有颗粒的排泄囊,还可见到弯曲的肠支。

(4)示教:

1)肺吸虫成虫:成虫体肥厚,活时红褐色,半透明,死后灰白色,呈短或长椭圆形,腹面扁平,背面隆起,体长7.5~12 mm,宽4~6 mm,厚3.5~5 mm,形如半粒花生米。

2)肺吸虫的生活史:肺吸虫发育的各阶段,注意成虫的寄生部位,第一中间宿主为川卷螺,第二中间宿主为石蟹或蝲蛄,感染阶段为囊蚴。

3)肺吸虫寄生在肺内的大体标本(瓶装标本)。

作业

绘出肺吸虫卵并标注结构。

思考题

(1)肺吸虫病的临床表现如何? 诊断方法如何? 如考虑异位寄生应如何诊断?

(2)通过线虫、吸虫的学习,应如何理解土源性蠕虫与生物源性蠕虫的概念?

三、日本血吸虫

1. **实验目的**

(1)掌握日本血吸虫的虫卵形态特征。

(2)掌握日本血吸虫成虫的形态特征。

(3)熟悉日本血吸虫的生活史和流行病学特点。

(4)了解日本血吸虫的致病情况。

(5)了解日本血吸虫病的诊断方法。

2. **学习要点** 血吸虫也称裂体吸虫。寄生于人体的血吸虫有日本血吸虫、曼氏血吸虫、埃及血吸虫、间插血吸虫、湄公血吸虫和马来血吸虫等。我国仅有日本血吸虫,即我们通常所说的血吸虫。

日本血吸虫分布于中国、日本、菲律宾与印度尼西亚。在中国,分布于长江中下游及其以南12个省、市、自治区。日本血吸虫寄生于人或其他哺乳动物的门静脉系统中,主要寄生在肠系膜下静脉内,雌虫在肠壁小静脉内产卵,在卵的周围发生变态反应。虫卵从肠壁溃疡中落入肠腔,随粪便排出体外在水中孵出毛蚴,侵入钉螺,经母胞蚴、子胞蚴与尾蚴各期,尾蚴从螺体逸出后,经皮肤侵入人体。随门静脉血流被运送到肝脏的虫卵,在小叶间静脉沿途引起变态反应,致肝硬化。感染方式与人的生活、生产方式有密切关系。

本课重点预习的内容:血吸虫的形态、生活史与其他吸虫有何不同? 为什么说血吸虫卵是组织性虫卵? 该特点在血吸虫的致病作用上有何意义?

3. **实验方法**

(1)血吸虫卵玻片标本:血吸虫卵为卵圆形,淡黄色,略大于蛔虫卵,卵壳薄,无盖。在卵的一侧有一小棘,因虫卵外常附着些污物,小棘常被遮盖不易见到。卵内含有一成熟的毛蚴(图17-5)。

(2)尾蚴玻片标本:尾蚴是血吸虫的感染阶段,全身分体、尾两部分,尾部分叉为其特征(图17-6)。

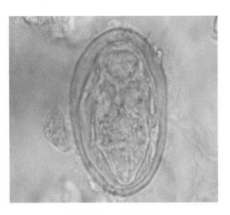

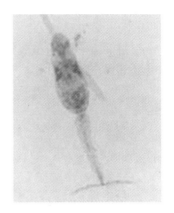

图 17-5　血吸虫卵　　　　　　图 17-6　血吸虫尾蚴

（3）血吸虫成虫及雌雄合抱染色标本：雄虫乳白色，平均长 10 ～ 18 mm，虫体两侧向腹面卷曲形成抱雌沟。雌虫较雄虫细长，平均长 13 ～ 20 mm，前端尖细，后端较粗，灰褐色。成虫前端有一个口吸盘，其后有腹吸盘一个。雌雄两虫经常是合抱状态。成虫寄生于门静脉血管内，不易获得，故不能用于诊断（图 17-7）。

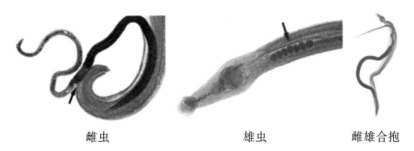

雌虫　　　　　　　　雄虫　　　　　　雌雄合抱

图 17-7　血吸虫成虫

（4）示教：

1）日本血吸虫的生活史：血吸虫发育的各阶段，卵、毛蚴、母胞蚴、子胞蚴、尾蚴（感染期）、成虫。注意成虫的寄生部位，中间宿主钉螺的形态，尾蚴的形态。

2）血吸虫卵沉积在肝的大体标本：虫卵引起兔肝硬化，肝表面可见明显的灰色纤维网。

3）血吸虫成虫寄生在肠系膜静脉内的标本（瓶装标本）。

作业

绘出日本血吸虫卵并标注结构。

思考题

（1）为什么说血吸虫虫卵是血吸虫病病变的主要原因？危害如何？

（2）为什么血吸虫病流行在我国长江流域和长江以南的地区？

（3）你如何理解保虫宿主与动物源性疾病的关系？

实验十八
带绦虫

1. 实验目的
（1）掌握带绦虫卵的形态特征。
（2）认识带绦虫成虫、妊娠节片和囊尾蚴。
（3）初步掌握实验室诊断带绦虫病的方法，并了解带绦虫的致病性。

2. 学习要点　带绦虫是属于扁形动物门的绦虫纲，都是营寄生于生活的，背、腹扁，左右对称。体长，分节，没有体腔而充以类似海绵状的实质细胞，内脏器官分布其中，它们是雌雄同体，每节中均有雌性和雄性生殖器官，没有口和消化道。生活史须 1 个中间宿主。

链状带绦虫也称猪肉绦虫、猪带绦虫或有钩绦虫，成虫寄生于人体小肠，引起猪带绦虫病；幼虫寄生于人体皮下、肌肉或内脏，引起囊尾蚴病。

肥胖带绦虫又称牛带绦虫、牛肉绦虫，或无钩绦虫，与猪带绦虫同属于带科、带属，两者形态和发育过程相似。

带绦虫寄生于人体小肠内，妊娠节片排出终宿主体外后破裂，虫卵释出，被中间宿主吞入，在其肌肉或结缔组织里发育成囊尾蚴，食用未煮透的含囊尾蚴的肉猪带绦虫卵如被人吞入后，可在皮下组织和脑、眼等器官里形成囊尾蚴。特别是链状带绦虫患者可以通过自体感染方式，发生囊虫病，因此链状带绦虫对人体的危害较肥胖带绦虫严重。

3. 实验方法
（1）带绦虫卵玻片标本：猪带绦虫卵和牛带绦虫卵极相似，不能区别。卵为圆球形、淡黄色，直径为 30～40 μm，胚膜厚，并且有放射状的条纹，卵内含有六钩蚴（图 18-1）。

（2）猪带绦虫妊娠节片玻片标本：用肉眼或放大镜观察节片，为长方形，内部主要是树根状分支的子宫，子宫内充满了虫卵。根据子宫侧支的数目可以区分两种带绦虫（猪带绦虫为 7～13 支，牛带绦虫为 15～35 支）。在制成的标本中，子宫内由于灌注了绘画墨汁，故子宫干后其分支是墨黑色（图 18-2～图 18-4）。

（3）猪带绦虫囊尾蚴：为乳白色、半透明的囊泡，呈椭圆形，黄豆粒大小，虫头凹陷在囊泡里，囊内充满了液体。制成的玻片标本囊尾蚴的头颈部已伸出，头部有四个吸盘和顶突及钩子，结构与成虫都一样。

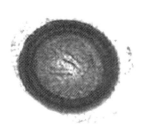

图 18-1　带绦虫卵

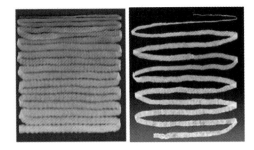

图 18-2　肥胖带绦虫成虫状和链状带绦成虫

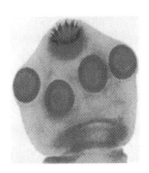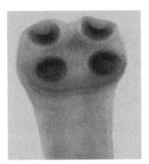

图 18-3　链状带绦虫头节和肥胖带绦虫头节

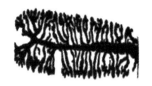

图 18-4　链状带绦虫妊娠节片和肥胖带绦虫妊娠节片

（4）示教：

1）两种带绦虫成虫：成虫带状、背腹扁平、乳白色、雌雄同体、身体分节,有头节、未成熟节片、成熟节片及妊娠节片。两种带绦虫形态鉴别见表 18-1。

表 18-1　猪带绦虫和牛带绦虫的主要区别

成虫	猪带绦虫	牛带绦虫
长度(m)	2~4	4~8
头部	直径约 1 mm,有小钩	直径约 2 mm,无小钩
节片数目	8 000~1 000	1 000~2 000
子宫侧支数	7~13	15~35
节片脱落情况	数节在一起,常被动排出	常常单节主动爬出肛门
囊尾蚴	头部有小钩,寄生于猪或人	头部无小钩,只寄生于牛

2）两种带绦虫生活史标本:注意两种带绦虫生活史有何异同。

3）囊尾蚴寄生于肌肉内的大体标本:注意在肌肉内寄生的情况。

4）两种带绦虫成虫的头节:注意头部的吸盘,有无顶突和钩子。

5）猪囊尾蚴(囊虫)寄生于人眼内的病例:了解猪囊虫病的病例报告并观察自该病例眼玻璃体内取出的两个囊尾蚴的形态。

作业

绘出带绦虫卵。

思考题

两种带绦虫在形态和生活史中有哪些区别? 两者哪一种对人体的危害大,为什么?

实验十九
线虫

一、似蚓蛔线虫

1. 实验目的

(1)掌握蛔虫受精卵及未受精卵的形态。

(2)认识蛔虫成虫的形态特征。

(3)了解蛔虫的寄生部位、感染阶段和感染方式。

(4)初步掌握粪便直接涂片法技术操作。

2. 学习要点 似蚓蛔线虫简称蛔虫,是寄生于人体肠道线虫中体形最大者,成虫寄生于人的小肠,引起蛔虫病。犬弓首线虫简称犬蛔虫,是犬类常见的寄生虫,但其幼虫能在人体内移行,引起内脏幼虫移行症。

蛔虫寄生在人体的小肠里。虫卵随便排出,在外界发育为感染性卵,被人吞食后,幼虫在小肠里孵出,经血液循环移行至肺,再进入消化道而发育为成虫,其形态为圆柱形,活时肉红色,死后为灰白色。两端尖细,体表光滑而有细纹。雌虫较大,后端尖细而直,雄虫后端弯曲。

3. 实验方法

(1)受精卵:取蛔虫卵玻片标本,用低倍镜寻找蛔虫卵,找到后将虫卵移到视野的中心,然后换高倍镜观察。宽椭圆形,黄色,大小平均为 60 μm×45 μm。卵壳厚,壳的外表有一层粗糙不平的蛋白质膜,卵内含有一个圆形的卵细胞,在新鲜标本内卵细胞的两端与卵壳之间各有一新月形空隙(图 19-1)。

(2)未受精卵:长椭圆形,卵壳较薄,壳外表也有一层粗糙不平的蛋白质膜,卵内看不到卵细胞,仅含反光较强的卵黄颗粒(图 19-1)。

(3)蛔虫含蚴卵:是蛔虫的感染阶段,注意卵内含有一条盘曲的幼虫。

(4)蛔虫成虫:用肉眼观察,应注意其外形、大小、颜色、雌雄的区别等。成虫为长圆柱形,活时呈淡黄红色,死后为灰白色。虫体的两侧各有一条白色的侧线。头部有唇瓣三片,呈"品"字形排列。雄虫较小,尾端向腹面弯曲。雌虫较大,尾部垂直,在虫体的前 1/3 交界处有一生殖环,生殖孔开口于生殖环的腹面(图 19-2)。

(5)蛔虫头部唇瓣(侧面和顶端观):注意三唇瓣的排列方式。这是蛔虫的特征之一(图 19-3)。

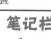

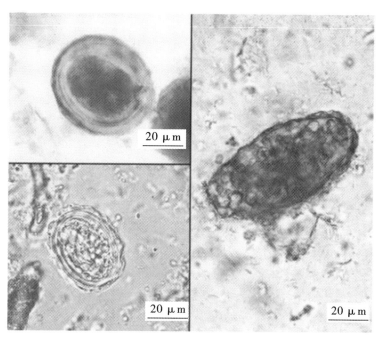

图 19-1 蛔虫受精卵(左)和未受精卵(右)

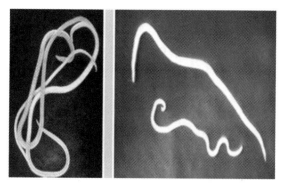

图 19-2 蛔虫成虫

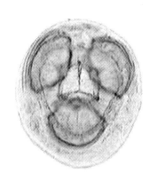

图 19-3 蛔虫唇瓣

(6)粪便直接涂片法:此法简便易行,临床上经常应用,适于检查蛔虫卵、鞭虫卵等,方法如下:

1)试剂:生理盐水配制(0.85% 氯化钠溶液,即 0.85 g 氯化钠加蒸馏水至100 mL)。

2)操作步骤:①取洁净的载玻片,中央滴一滴生理盐水。②用竹签或牙签挑取火柴头大小的粪便一小粒,于生理盐水内调匀。③将调匀后的粪便左右摊开,涂成薄涂片,涂片的厚薄以透过涂片约可辨认书上的字迹为宜,过厚妨碍镜检,但过薄又影响虫卵的检出率。④检查时应移动推进器,顺序观察,先用低倍镜寻找虫卵,如有疑问再换高倍镜详细观察。

3)注意事项:①检查肠道寄生虫卵,也可用自来水代替生理盐水。②常规检查每一份粪便应检查三张涂片。③粪便必须新鲜、盛粪便的容器应干净,防止污染与干燥。④观察完毕,将涂片先用水冲去粪便,并投入来苏水中浸泡消毒。

作业

绘出蛔虫的受精卵及未受精卵,并注明结构。

思考题

(1)粪便检查是否可以诊断所有的蛔虫感染?为什么?

(2)简述蛔虫卵的生理特征及意义。

二、钩 虫

1. 实验目的

(1)掌握钩虫卵的形态特征,并注意与脱蛋白质膜受精蛔虫卵的区别。

(2)认识钩虫成虫的外形,并能从自然状态识别两种钩虫。

(3)了解钩虫在人体的寄生部位、感染阶段和感染方式。

(4)初步掌握饱和盐水漂浮法。

2. 学习要点 钩虫是钩口科线虫的统称,发达的口囊是其形态学的特征。寄生于人体的钩虫主要有两种:十二指肠钩虫和美洲线虫。

钩虫寄生于人体小肠里。虫卵随粪便排出体外,在泥土里适宜条件下杆状蚴孵出并发育到丝状蚴,丝状蚴具有感染性,可钻入人体皮肤而引起感染,传播途径与鲜粪施肥及耕作方式有关。幼虫随血流至肺,再到小肠而发育为成虫。十二指肠钩虫与美洲钩虫的成虫形态有显著差别,而虫卵相似。

3. 实验方法

(1)钩虫卵:先以低倍镜找到虫卵(寻找虫卵时光圈也应缩小),将卵移至视野的中心,然后换高倍镜观察。钩虫卵椭圆形,壳薄透明,大小与受精蛔虫卵相仿,卵内含 4~8 个细胞,在便秘者的粪便里,卵细胞可分裂至桑葚胚期或已发育为一条幼虫(图 19-4)。

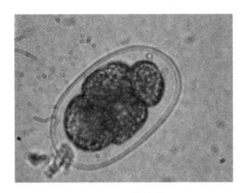

图 19-4 钩虫卵

蛔虫卵有时由于物理或化学的因素,将外层蛋白质膜脱掉,成为脱蛋白质膜蛔虫卵,常呈无色透明,卵壳光滑,易与钩虫卵相混淆,应注意鉴别,以免误诊(表 19-1)。

表19-1　脱蛋白质膜蛔虫卵与钩虫卵的形态区别

鉴别点	脱蛋白质膜蛔虫卵	钩虫卵
卵壳	较厚	较薄
卵细胞	1个	4~8个
壳与卵细胞的间隙	在卵细胞两端各有新月形空隙	在卵细胞周围有大小不等的空隙

（2）钩虫成虫玻片标本：成虫体细长，体壁略透明，前端微向背侧仰屈，有一发达的口囊，口囊腹侧缘有钩齿或板齿。雌虫尾端直。雄虫尾端膨大，其角皮后延形成交合伞，有交合刺一对。两种钩虫成虫主要鉴别点（表19-2，图19-5）。

表19-2　两种钩虫成虫的鉴别

鉴别点	十二指肠钩虫	美洲钩虫
大小	较大	较小
体态	头和体弯曲一致，呈"C"形	头和体弯曲相反，呈"S"形
口腔	内含两对钩齿	内含一对半月形板齿
♂虫交合刺	两根，末端分开	两根，末端合并成一倒钩
♀虫尾刺	有	无

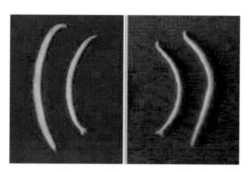

图19-5　十二指肠钩虫（左）和美洲钩虫（右）

（3）钩虫成虫寄生在肠黏膜的大体标本，注意钩虫用牙咬住肠黏膜的情况（图19-6）。

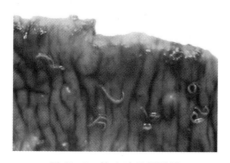

图19-6　钩虫咬住肠黏膜

(4)钩虫丝状蚴为钩虫第三期幼虫,具有感染性,又称感染期幼虫,口腔已封闭,食管变长,虫体尾端尖细,体外常披有第二期杆状蚴脱下的旧皮。

(5)饱和盐水漂浮法:本法是利用饱和盐水的比重大于虫卵的比重的原理,使虫卵浮集于液面,以便于检查。但不能用于吸虫卵,因吸虫卵壳较薄,并多数吸虫卵有卵盖,饱和盐水易渗入,因而不能上浮。方法和步骤如下:

1)饱和盐水的配制:溶解普通食盐约 40 g 于 100 mL 水中,加热至沸,冷后过滤。

2)从粪便不同部位,取黄豆大小粪块,置于盛有少量饱和盐水的浮聚瓶内(为高 3.5 cm,直径约 2 cm 的圆形直筒,常用青霉素瓶代替)。

3)将粪便捣碎搅匀后,再加饱和盐水,加至略高于瓶口,但不溢出为止。

4)取洁净载玻片一块,盖于瓶口,静止约 15 min,盖时应避免产生气泡。

5)将载玻片垂直向上拿起并迅速翻转,镜检。

6)注意事项:①查钩虫卵时粪便应新鲜,因钩虫卵在适宜的温度下,经 1~2 d 就可孵出幼虫。②粪便量不宜过少,一般约黄豆大小。③加饱和盐水时须注意以不溢出为度,但勿过少而产生气泡,致使浮起的虫卵不能全部附着在载玻片上,影响检查结果。④翻转玻片时,勿将粪液滴落,以免影响检查结果。

绘出钩虫卵并标注结构。

(1)比较两种钩虫(十二指肠钩虫与美洲钩虫)异同点。

(2)怎样发现钩虫感染者?

(3)饱和盐水漂浮法检查钩虫卵的原理是什么?

三、蠕形住肠线虫(蛲虫)

1.实验目的

(1)掌握蛲虫的形态特征。

(2)认识蛲虫成虫形态特征。

(3)了解蛲虫的寄生部位、产卵方式以及用透明胶纸检查蛲虫卵的方法。

2.学习要点　蠕形住肠线虫又称蛲虫,可引起蛲虫病,呈世界性分布,儿童感染较为普遍。

蛲虫寄生在人体大肠及小肠下部,雌虫在肛门周围产卵,卵经短时期发育为感染性卵,主要经口而使人感染,亦可自身感染。

3.实验方法

(1)蛲虫卵:蛲虫卵呈柿核形,一面凸出,一面扁平,卵壳厚,无色透明,卵内含有一条幼虫,这种虫卵具有感染性。因虫卵无色透明,故应将光圈缩小,以便于寻找,找到后移至视野的中心,换高倍镜观察(图19-7)。

(2)蛲虫成虫玻片标本:肉眼观察,成虫为乳白色。雄虫很小,尾部弯曲,雌虫较大,虫体中部因内含充满虫卵的子宫而较宽,尾端特别尖(图19-8)。

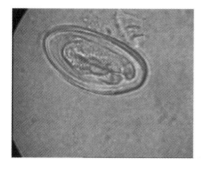

图19-7　蛲虫卵

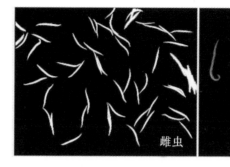

雌虫

图19-8　蛲虫成虫

(3)蛲虫头部(玻片标本):蛲虫无论雌雄,其头部都有头翼,食管上都有食管球,这两个结构是鉴定蛲虫的重要依据。

(4)肛门拭子法:该法是利用蛲虫雌虫在人体肛门周围产卵的特点,检查时间在清晨排便之前较好。

1)玻璃胶纸法:取长约6 cm,宽约2 cm的透明胶纸粘擦肛门周围的皮肤后,将有胶面平贴玻片上镜检。

2)棉签拭子法:将棉签浸入试管中的生理盐水中,取出时拧去过多的水滴,在肛门周围擦拭,将擦拭后的棉签放入盛有饱和盐水的青霉素小瓶中,用力搅动,迅速提起棉签,并在瓶壁内挤净盐水后弃去,再加饱和盐水至瓶口处,覆盖一载玻片,务使其接触液面,5 min后取下载玻片镜检。

3)注意事项:①胶纸应紧贴患者肛门皮肤皱褶处,但一端应留出,以便于从皮肤上揭下来贴在载玻片上。②从肛门外采取虫卵后,检查应立即洗手,以免虫卵污染手指而误入口中受到感染。③检查时光线调暗些,注意勿将气泡误认为蛲虫卵。

作业

绘出蛲虫卵。

思考题

(1)为什么蛲虫病诊断不用粪便检查?

(2)用肛门拭子法检查未发现蛲虫卵时,还有什么办法?

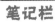

笔记栏

第四篇　病理学实验

实验二十
基础知识及基本技能训练

一、概　述

病理学是研究疾病发生发展规律、阐明疾病本质的一门医学基础学科,其主要任务是通过研究疾病的病因、发病机制及疾病过程中患病机体的形态结构、功能代谢的改变与疾病的转归,为疾病的诊断、治疗、预防提供必要的理论基础和实践依据。

病理学实验课是病理学教学过程中重要的组成部分,将病理学理论知识和具体的临床病例、标本结合,培养医学生运用所学知识对疾病产生的临床表现与机体形态学变化之间的关系进行分析、判断的能力,是病理学实验的重要内容。病理学实验侧重从形态学观察和研究疾病,具有很强的直观性和实践性,因此,认真、细致地观察病理标本是学好病理学的重要手段。

病理学实验主要通过对病变组织和器官形态学变化的观察,认识疾病现象,理解疾病的发生发展规律,将观察标本得到的感性认识和病理学基本理论及基本知识联系、将大体标本和组织切片的相应病变有机联系,培养医学生正确的临床思维能力、综合分析问题的能力和解决问题的能力及实事求是的科学态度。通过实验课的实习,实现理论与实践的结合,使理论知识得到进一步理解和巩固;认识某些常见病的典型病变有利于将来的临床实践,对医学生掌握医学知识和科学研究方法、培养实验技能及创新精神具有重要作用。

病理学实验的基本技能包括掌握运用肉眼观察大体标本及其病变性状的一般方法,并进行细致观察和准确简要的描述;掌握运用光学显微镜观察疾病的组织学改变及细胞的病变,进行简要描述并准确绘图;综合分析病变组织和器官的病理变化与临床资料,做出病理诊断。通过病理学实验培养医学生的临床思维能力、综合分析问题的能力和解决问题的能力,养成良好的学习行为和学习习惯,达到医学本科教育的标准和要求。

二、实验目的

(1)掌握大体标本与切片标本病理变化的观察与描述方法,掌握光学显微镜的正确使用方法和切片的绘图方法。

（2）熟悉常规石蜡切片的制作过程。

（3）了解病理学的常用技术。

三、实验内容

（一）大体标本的观察方法

1. **判定标本是何组织、器官,观察标本的体积、形状、颜色等** 病理标本是手术切除或尸体解剖获得的病变器官或组织的标本,若标本是从患者身体病变部位手术切除的(如切除的肿瘤标本),当看不到完整的或部分的正常脏器,则要以正常解剖知识为基础,判定标本是取自什么脏器或脏器的哪一部分组织,然后按照从外向内、从上到下的顺序观察,主要观察的内容包括:病变器官或组织的体积、形状、重量是否改变;注意实质器官如肝、肾、脾是否肿大或缩小(一般实质器官体积增大时被膜紧张,体积缩小时被膜皱缩);器官的形状有无变形、重量有无变化等。

病变器官或组织的颜色、光泽,如暗红、苍白、淡黄、黑色等,注意标本是天然颜色保存或是甲醛(福尔马林)溶液固定保存。病变器官或组织的质地,如软、硬、韧、脆等。

2. **观察标本的表面及切面** 标本表面是否光滑或粗糙,是否有颗粒或结节形成,湿润或干燥,被膜有无渗出物或是否增厚,被膜的光泽度和透明度(正常脏器被膜菲薄而半透明,病变时可变混浊),血管有无扩张、充血等。如病变器官为有腔脏器,还应注意腔内表面有何改变。

标本切面是否和表面病变一致,有无凸起和凹陷,其结构、颜色、形态、质地是否异常,空腔脏器如心脏、胃、肠的内腔是否扩大或缩小,腔壁是否变薄或增厚,腔内壁是否粗糙或光滑,腔中有无内容物,腔外壁有无粘连等。

3. **病灶(病变部分)的观察及描述** ①部位:病变在脏器的哪一部分。②分布:病变弥漫或局限。③数目:单个或多个。④大小:体积以长(cm)×宽(cm)×厚(cm)表示,也可用实物大小来形容,如粟粒大、绿豆大、花生米大、鸡蛋大、成人拳头大等。⑤形状:如息肉状、乳头状、结节状、分叶状、溃疡状、菜花状、蕈伞状等。⑥颜色:病变出现不同的颜色具有不同的意义,如红色提示病灶内含血液(福尔马林固定则变为黑色);黄色提示含有脂肪或类脂;绿色或黄绿色提示含有胆汁;黑褐色提示含有黑色或褐色色素;灰白色提示纤维组织成分多等。⑦质地:如软或硬,韧或脆,实性或海绵状等。组织变硬常提示纤维组织增生或钙化甚至骨化,组织变软常提示有液化性坏死或囊性变。⑧与周围组织的关系,病变与周围组织分界是否清楚,有无包膜,是否压迫或破坏周围组织等。

4. **病理诊断** 通过对病变的观察和描述,结合临床资料与理论知识综合分析、鉴别后做出病理诊断。病理诊断的书写方法:器官或组织名称加病理变化,如肝淤血、肾盂积水等;还可根据病变的急缓及外形等在病变前加适当的形容词,如急性阑尾炎、慢性胆囊炎、皮肤乳头状瘤、子宫多发性平滑肌瘤等。

（二）组织切片的观察方法

切片标本取自病变组织,经固定、脱水、石蜡包埋、组织切片、染色等过程,将病变组织制成厚 $4\sim6~\mu m$ 的切片,常采用苏木精-伊红(hematoxylin-eosin,H-E)染色。采用普通光学显微镜观察时,细胞核呈蓝色,细胞质和胶原纤维呈粉红色,红细胞呈橙红色。掌握显微镜的正确使用方法,由低倍到高倍,由面到点,全面分析,做出诊断。

1. 肉眼观察　初步了解整张切片的情况,如密度、颜色分布等,辨别正反,然后将切片放在载物台上,注意盖玻片要向上,切忌切片反置。

2. 低倍镜观察　观察时从上到下、从左到右移动切片,全面、细致地观察。首先根据脏器的组织结构特点,确定切片是何种组织或器官,然后确定病变发生在哪一部位,病灶的数目、大小、分布以及病变与周围组织的关系等。镜检时应按组织学层次和结构进行观察,实质器官一般由外(被膜侧)向内观察,空腔脏器由内向外逐层观察,并注意病变位于何处,以何处病变为最显著。低倍镜观察较易查见组织结构改变的全部特征而获得较完整的认识。

3. 高倍镜观察　目的在于仔细观察细胞的形态及一些微细的成分。需要注意的是,高倍镜是在低倍镜已观察到病变全貌的基础上再使用的,严禁一开始就使用高倍镜,因为高倍镜观察视野小,无法看清全貌。因而要先用低倍镜找到要观察的成分,将其固定于视野中央,然后再使用高倍镜观察细胞形态。低倍镜与高倍镜应轮换使用。

4. 病理诊断　病理诊断的书写方法是:器官或组织名称加病理变化,如肺淤血、肾干酪样坏死等。

病理标本是疾病的静止阶段,学习时注意应用医学逻辑思维和空间想象力,处理好动和静、宏观和微观、形态和功能、局部和整体的联系。在观察大体标本和切片标本时,必须将两者密切结合,从大体病理变化联想到镜下病理变化,同样,看到镜下病理变化应联想到相应的大体病理变化,以及由这些病理变化所引起的组织、器官功能、代谢的改变,密切联系临床资料和理论知识,这样才能对疾病的动态发展有一个全面、正确的认识。

(三)实习报告的要求及注意事项

(1)实习报告的内容包括对某些指定标本、切片的绘图,病理变化的描述,病理诊断及问题的解答。书写实习报告可培养严谨的科学态度和认真准确记录科学结果的作风,医学生应按要求严格执行。

(2)实习前必须先复习有关理论及与观察标本有关的正常解剖学和组织学相关知识,以便深入认识和理解各种病理变化。每人须准备实验报告和彩色铅笔备用。

(3)绘图是描绘镜下实物图,要求真实、准确,选择的代表性结构要能表达病变的重点或特点,注意所画各成分的大小、比例、颜色须恰当,不能按照图谱绘图。对病变描述的文字准确、简练,书写字体端正、整洁。病理学实习报告绘图书写格式如图20-1所示。

(4)组织切片绘图与描述的方法和注意事项:绘图用红蓝铅笔,绘制视野及标注线用铅笔。视野直径6～8 cm,标注线起始端指于病变,末端标注文字,注意标注线相互平行,末端上下对齐。标注文字用铅笔书写置于图右侧,文字应力求简练、准确。在图下方用钢笔注明染色方法、放大倍数、诊断要点和病理诊断等内容。切片的绘图要突出病变组织和细胞的形态结构特征,注意其大小、比例和颜色变化,把整张切片的组织病理变化特点进行综合,集中画在一个视野。绘图前须按照切片标本观察的方法及步骤全面、详细地观察整张切片,切忌看一眼画一笔或绘图过分工笔。

切片的描述要符合观察到的病变特征,将所观察到的病变特征按其组织学层次或

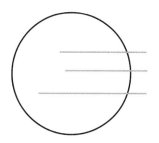

图 20-1　病理学实习报告绘图书写格式

染色方法:H-E 染色　　放大倍数:10×10(或 10×40)

诊断要点:××××× 　病理诊断:×××××

病变特点的主次顺序组织起来,做到既全面又突出重点,并以有条理、精炼且符合病理学专业术语要求的文字进行描述,切忌照搬书本而不加以组织和提炼。

绘图是病理学实验的一个基本功,要求融合实际观察图像和本人对知识的理解,通过绘图过程加深对重点内容的理解,培养医学生观察、认识病变的能力,文字表达能力,逻辑思维能力和综合能力,为今后的临床和科研工作奠定必要基础。

(四)病理学的实习要求

(1)病理学是一门以形态学为主的课程,实习非常重要,病理学实习内容与理论授课内容基本相同,在实习前必须预习实习指导,明确每次实习的目的要求,并复习与该次实习有关的病理学理论知识和相应的解剖学、组织学、生理学等相关知识。

(2)熟悉大体标本与切片标本病理变化的观察方法和步骤,实习时对各个标本要按照一定的顺序全面细致地进行观察,并准确而简要地加以描述和绘图,逐步做到熟练掌握病理形态学的观察、描述及诊断方法。

(3)熟练掌握光学显微镜的正确使用方法和病理切片病理组织图的绘图方法。

(4)病理学实验要求医学生运用所学知识,培养和训练对病理标本的观察能力、描述能力及综合分析进行病理诊断的能力。根据标本实际存在的各种病理现象,联系理论综合分析,加深对理论教学内容的理解、巩固和掌握,培养科学的思维方法,进一步丰富和提高对理论学习的认识。

(5)通过实验课的学习,掌握三种演变,即正常与病变之间、病变与病变之间、基础与临床之间;培养三种技能,即逻辑思维、综合分析、科学态度;巩固三基,即基本知识、基本理论、基本技能;丰富三知,即专业知识、边缘知识、前沿知识。

(6)通过临床病理讨论,培养医学生的临床思维能力和分析问题、解决问题、协作与交流的能力,提高学生学习兴趣和学习效率。

(7)了解活体组织检查、尸体解剖的基本方法和注意事项,为临床学习打下初步基础。

(五)病理学常用技术介绍

1.常规病理学实验技术

(1)大体观察:主要运用肉眼或辅以放大镜、量尺和磅秤等工具,对大体标本的病变性状(形状、大小、重量、色泽、质地、界限、表面及切面形态、与周围组织的关系等)

进行细致的剖检、观察、测量、取材和记录,必要时可摄影留作资料(图20-2)。

大体观察不仅是病理医师的基本功和正确病理诊断的第一步,也是医学生学习病理学的主要方法之一。

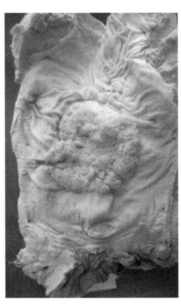

图20-2　溃疡性直肠癌

(2)石蜡切片术与苏木精-伊红染色法:石蜡切片术与苏木精-伊红(H-E)染色法是经典而最常用的技术,基本程序如下。

1)取材和固定:从大体标本上选取病变部分组织,用蛋白质凝固剂(常用甲醛)固定新鲜的组织块(多不超过1.0 cm大小),避免组织自溶和腐败,以便在很大程度上保存组织的原有结构。固定时间以12～24 h为宜。

2)脱水和透明:把固定好的组织块用逐级增加浓度的乙醇脱尽其中的水分;由于乙醇不溶于石蜡,故再用二甲苯置换出组织块中的乙醇。

3)浸蜡和包埋:将组织块置于熔化的石蜡中,让蜡液浸入组织细胞,待冷却后组织便具有了石蜡的硬度。

4)切片和染色:将包有组织的蜡块用切片机切为4～6 μm的薄片,贴于载玻片上,脱蜡后进行染色,以提高组织成分的反差,利于观察组织的形态结构。最常用的是苏木精-伊红染色法。苏木精染液为碱性,主要使细胞核内染色质着蓝色;伊红为酸性染料,主要使细胞质和细胞外基质中的成分着红色。易于被碱性和酸性染料着色的性质分别称为嗜碱性和嗜酸性。

5)封片:切片经脱水、透明等处理后,滴加树胶,用盖玻片密封保存。

除H-E染色外,还有许多种染色方法,能特异性地显示某种细胞或细胞外基质成分或细胞内的某种结构,如用硝酸银将神经细胞染为黑色(镀银染色法)、用醛复红将弹性纤维和肥大细胞的分泌颗粒染成紫色等,这些染色方法习惯统称为特殊染色。

(3)显微镜观察:H-E染色和特殊染色等方法制备的切片标本一般使用普通光学显微镜进行观察,这是病理学研究的最基本技术。通常光学显微镜可放大1 500倍左右,分辨率为 0.2 μm。其常用计量单位为微米(micrometer,μm)。在组织化学技术,常使用荧光染料染色或作为标记物,用荧光显微镜观察。荧光显微镜以紫外线为光源,能激发染料发出荧光。在细胞培养术中,一般光镜不易分辨无色透明的活细胞,须用相差显微镜才能观察。相差显微镜可将细胞不同厚度及细胞内各种结构对光产生的不同折射,转换为光密度差异(明暗差),从而使镜下结果反差明显,影像清晰。

将肉眼确定为病变的组织取材后,以福尔马林(甲醛)溶液固定和石蜡包埋制成切片,或将脱落细胞制成涂片,经不同的染色方法染色后用光学显微镜观察。通过分析和综合病变特点,可做出疾病的病理诊断。组织切片最常用的染色方法是H-E染色(图20-3)。这种传统的 H-E 染色方法目前仍然是诊断和研究疾病的最基本方法,如病变复杂仍不能诊断或需要进一步研究时,可辅以一些特殊染色和新技术。

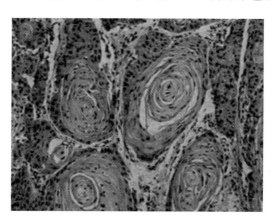

图 20-3 食管鳞状细胞癌(H-E 染色 ×100)

2.特殊病理学实验技术 特殊技术一般指在 H-E 染色的石蜡切片基础上,为确立病理诊断和进行科研而补充使用的技术方法,包括特殊染色、免疫组织化学、细胞培养和电镜等技术方法。

3.新技术方法 新技术方法主要指近年来较多地在病理学科中开展和应用的技术方法,包括分子病理学技术、图像采集和分析技术、流式细胞术、激光扫描共聚焦显微镜技术等。

(六)实验室规则

(1)努力学习,遵守学习纪律,实习前参照教学进度预习有关理论课,了解实习内容,准时到达实验室,不得迟到或早退。

(2)实验室是培养学生理论与实践统一、科学态度、科学思维和科研方法的场所,必须穿工作服方可进入,不得穿拖鞋,不得做出有损大学生人格的事情。

(3)专心实习,保持室内安静、整洁,不得随地吐痰、乱丢纸屑,不得在实验室里吃零食,不得做出损人利己的事情。

(4)爱护公物,显微镜应小心使用和保管,认真填写使用登记本,如有显微镜出现问题,立即报告进行修理,严禁自行拆卸。

(5)大体标本和玻片均来自人体,极不易采集,有些标本和切片已经面临着灭绝的局面,必须自觉爱惜、保护。观察大体标本时,绝对禁止倾斜和振摇标本瓶。实习结束时,须注意检查切片标本(切勿遗忘在显微镜载物台上或夹在书本里),确证无误,如数交还。标本和切片如有损坏应立即报告,按价酌情赔偿。

(6)严格遵守实验室的所有规章制度,听从实验室老师的安排。室内各种电教设施不能随便调整;学生未经允许不得使用教师专用电教设备,严禁复制教学课件及对计算机和网络设置进行任何更改。

(7)学习如逆水行舟,不进则退,要勤学好问,提倡竞争式、讨论式、互帮互学的学习风气,营造浓厚的学习氛围。

(8)实习完毕,将显微镜及标本整理后,由值日同学打扫实验室及走廊卫生,关好水电及门窗,锁好室门,方可离开。

思考题

(1)病理学实验的重要意义是什么?

(2)通过病理学实验,医学生需要掌握哪些基本知识和基本技能?

(3)试述病理大体标本的观察与描述方法。

(4)试述病理切片标本的观察与描述方法。

(5)试述常规组织切片及H-E染色的过程。

实验二十一
细胞、组织的损伤与修复

一、概　述

1. 适应　细胞和由其构成的组织、器官对于内、外环境中的持续性刺激和各种有害因子而产生的非损伤性应答反应,称为适应。适应在形态学上一般表现为萎缩、肥大、增生和化生。①萎缩:已发育正常的细胞、组织或器官的体积缩小,可伴有实质细胞数量的减少。萎缩的细胞、组织、器官体积减小,重量减轻,细胞器退化,原有功能下降。按其原因可分为生理性萎缩和病理性萎缩两大类。②肥大:由于功能增加、合成代谢旺盛,使细胞、组织或器官体积增大,称为肥大。肥大的细胞内细胞器增多。可分为代偿性肥大和内分泌性肥大两种。③增生:细胞有丝分裂活跃而致器官或组织内细胞数量增多的现象称为增生。可分为生理性增生、病理性增生或代偿性增生、内分泌性增生等类型。④化生:一种分化成熟的细胞类型被另一种分化成熟的细胞类型所取代的过程称为化生,化生是由具有分裂增殖能力的幼稚未分化细胞或干细胞转型分化的结果,通常只发生在相同性质细胞之间。常见的类型有鳞状上皮化生、肠上皮化生和间叶组织之间的化生等。

2. 可逆性损伤　是在致病因素作用下,活体组织由于细胞代谢障碍所引起的一类形态变化,伴有功能障碍,表现为细胞内或细胞间质内出现一些异常物质或正常物质异常蓄积,又称变性。常见的类型有以下几种。①水变性:表现为细胞内水分增多,故又称细胞水肿。其实质是由于细胞内线粒体和内质网扩张及囊泡形成,在胞质内出现密集红染颗粒。②脂肪变性:是指三酰甘油蓄积于非脂肪细胞的细胞质中。轻度脂肪变性时,在胞质内出现小圆形脂滴,分布于核的周围。脂肪变性严重时,小脂滴融合成大脂滴,将细胞核挤向一边,形态上类似脂肪细胞。③玻璃样变:又称透明变性,指细胞内或组织中出现半透明状蛋白质蓄积,H-E 染色呈均质红染的物质。玻璃样变分为细小动脉壁玻璃样变、纤维结缔组织玻璃样变、细胞内玻璃样变 3 种类型。④病理性钙化:是指骨和牙齿之外的组织中固态钙盐的沉积,可分为营养不良性钙化和转移性钙化,镜下呈蓝色颗粒状至片块状。

3. 坏死　是以酶溶性变化为特点的活体内局部组织中细胞的死亡。细胞核的改变是细胞坏死的主要标志,表现为核固缩、核碎裂、核溶解 3 种形式。坏死的类型包括以下几种。①凝固性坏死:坏死组织由于水分丧失变干,变为灰黄、干燥的凝固体,主要见于心肌、肾、脾等处的缺血性坏死。干酪样坏死是一种特殊的凝固性坏死。②液化性坏死:凡坏死组织表现为液体状态者统称为液化性坏死,如脑软化、胰腺坏死、脓

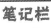

肿等。③纤维素样坏死:指结缔组织或血管壁内出现灶状、嗜酸性、纤维素样物质。主要见于变态反应性疾病,如急性风湿病、结节性动脉周围炎、类风湿关节炎以及全身性红斑狼疮等。④坏疽:是指大块组织坏死合并腐败菌感染,其中包括干性坏疽、湿性坏疽、气性坏疽3种类型。

4.修复 损伤造成机体部分细胞和组织丧失后,机体对所形成缺损进行修补恢复的过程称为修复。主要包括再生与纤维性修复两种形式。邻近同种细胞通过分裂增殖以完成修复的现象称为再生,包括生理性再生和病理性再生。纤维性修复是指通过肉芽组织增生、填补组织缺损并逐渐转化为瘢痕组织的过程。

(1)肉芽组织:为幼稚的纤维结缔组织,肉眼呈红色、细颗粒样、柔软,状似肉芽。光镜下主要由成纤维细胞和新生的毛细血管组成,常伴有多少不等的各种炎症细胞。它的主要功能有抗感染、保护创面;填补伤口及其他组织缺损;机化、包裹坏死、血栓、炎性渗出物及其他异物。

(2)瘢痕组织:肉芽组织中的成纤维细胞转化为纤维细胞,胶原纤维增多、玻璃样变,毛细血管闭合、减少,改建成瘢痕组织。其有利的作用是长期填补并连接组织缺损,保持器官的完整性和坚固性。其不利的作用是瘢痕收缩、瘢痕性粘连、组织过度增生形成瘢痕疙瘩、器官硬化等。

二、实验目的

(1)掌握常见变性、坏死的形态学特点,肉芽组织的结构与功能。

(2)熟悉萎缩的分类及病变特点。

(3)了解肥大、增生、化生的病变特点。

三、实验内容

观察并辨认实验标本。

(一)大体标本

1.肾盂积水 肾体积增大,重量减轻,外形尚存,表面高低不平,可呈半球形囊状隆起。切面可见肾盂、肾盏均扩张呈球囊状,大小不等。肾实质受压萎缩、变薄,皮髓质分界不清(图21-1)。

2.颗粒性固缩肾 肾体积变小,颜色苍白,重量减轻。肾外形尚存,表面呈弥漫性细颗粒状,有时可见表面有小囊肿形成。切面见皮髓质萎缩变薄为0.2 cm(正常厚0.3~0.6 cm),纹理模糊,皮髓质分界不清,肾盂和肾周围纤维脂肪组织增多。切面还可见小动脉壁增厚,呈哆开状(图21-2)。

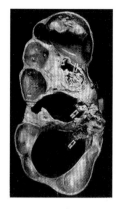

图 21-1　肾盂积水

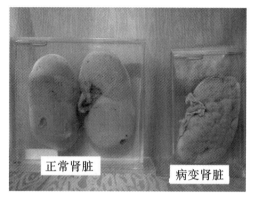

正常肾脏

病变肾脏

图 21-2　颗粒性固缩肾

3. 肝水变性　肝冠状切面(小儿肝)。肝体积增大,包膜紧张,颜色苍白,混浊而无光泽,肝边缘变钝。切面色泽同表面,被膜略外翻,实质隆起,间质凹陷(图 21-3)。

4. 肝脂肪变性　成人肝冠状切面。肝体积略增大,被膜紧张,颜色淡黄,肝边缘变钝。切面肝脏呈淡黄色,触之质实并有油腻感。新鲜标本用苏丹Ⅲ染其切面,可见脂肪变处为橙红色(图 21-4)。

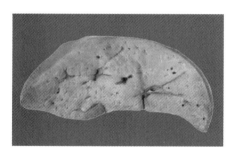

图 21-3　肝水变性

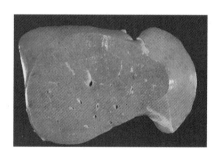

图 21-4　肝脂肪变性

5. 脾被膜透明变性　脾脏标本肉眼观体积增大(正常同人手掌大)。脾被膜增厚,灰白色,似半透明、坚韧、均质,失去弹性,光滑,犹如一层糖衣包裹,故称糖衣脾。切面见被膜增厚,呈毛玻璃样外观,脾实质呈棕褐色(图 21-5)。

6. 肾干酪样坏死　肾脏结核标本。肾外形尚存,表面高低不平,可见散在分布小米至黄豆大小的灰黄色结节。切面见多个干酪样坏死灶,坏死组织呈灰黄色奶酪样物质。大部分干酪样坏死物质液化排出,形成大小不等的空洞。肾实质破坏,肾盏、肾盂变形(图 21-6)。

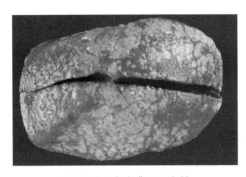
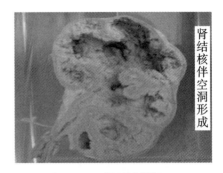

图 21-5　脾被膜透明变性　　　　　图 21-6　肾干酪样坏死

7. 足干性坏疽　标本为血栓闭塞性脉管炎患者切除的足。足趾及距骨部位均已发生坏死,色黑、干燥、质脆,皮肤皱缩并片状脱落。病变与正常组织交界处可见棕褐色炎性反应带分隔(图 21-7)。

8. 小肠湿性坏疽　小肠体积增大,变粗,表面可见褐色及黑色区域,湿润,无光泽,粗糙,质软。坏疽区与正常组织无明显分界线(图 21-8)。

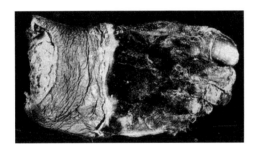
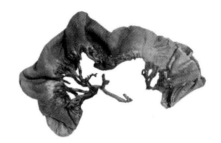

图 21-7　足干性坏疽　　　　　　图 21-8　小肠湿性坏疽

9. 气性坏疽　深达肌肉的开放性损伤,坏死组织内产生大量气体,使坏死组织内含气泡而呈蜂窝状,按之有捻发音(图 21-9)。

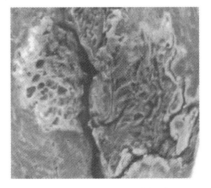

图 21-9　软组织气性坏疽

(二)组织切片

1. 肾水变性　低倍镜下区分皮质、髓质,近曲小管、远曲小管,病变主要在近曲小管。近曲小管管腔不规则,腔变小,上皮细胞肿胀,细胞界限不清。

高倍镜下,近曲小管上皮细胞胞质内可见大小均一的淡红色颗粒,有些胞膜破裂,管腔内可见少许蛋白。胞核淡染(图21-10)。

2. 肝水变性　低倍镜下区分肝小叶结构、汇管区。肝小叶内肝索肿胀变宽、肝窦变窄。

高倍镜下肝细胞体积增大,细胞呈圆形,胞质内见多量大小均一的淡红色颗粒,胞核淡染。有时见肝细胞胞质呈疏松空网状,甚至完全透亮,呈气球样变(图21-11)。

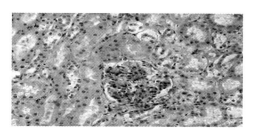
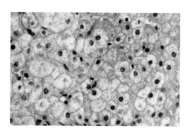

图21-10　肾水变性(H-E 染色　×400)　　图21-11　肝水变性(H-E 染色　×400)

3. 肝脂肪变性　低倍镜下确认肝小叶结构、汇管区。病变位于小叶中央静脉周围或小叶周边部。肝细胞胞质内可见大小不一的圆形空泡,空泡大者胞核被挤至一侧(空泡系脂滴在制片过程中被乙醇、二甲苯溶解所致)。

苏丹Ⅲ染色,胞质内脂滴可呈橘红色(图21-12)。

4. 肉芽组织　切片中见大量新生的毛细血管、成纤维细胞及炎症细胞。

新生毛细血管数目多,生长方向与创面垂直,内皮细胞增生肥大,管腔甚少。成纤维细胞数目多,体积大,胞质丰富,呈梭形或星芒状,核大椭圆、淡染,核仁明显。生长方向多与血管走向一致。间质中可见多少不等的中性粒细胞、浆细胞、淋巴细胞、巨噬细胞(图21-13)。

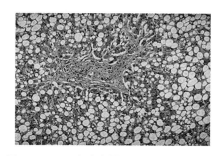
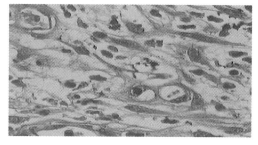

图21-12　肝脂肪变性(H-E 染色　×400)　　图21-13　肉芽组织(H-E 染色　×400)

5. 脾血管玻璃样变性　镜下为脾血管壁,呈均质红染,无结构。血管壁明显增厚,管腔狭窄(图21-14)。

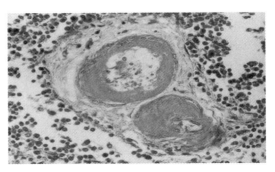

图21-14　脾血管玻璃样变性(H-E染色　×400)

思考题

(1)常见的变性有哪些类型？简述其病理形态特征。

(2)变性与坏死有何不同？

(3)细胞凋亡与细胞坏死有何不同？

(4)肉芽组织的结构与功能是什么？

(5)如何鉴别细胞内脂肪变性、糖原沉积、水变性？

(6)机体如何处理坏死组织？

(7)如何鉴别肾盂积水与肾结核形成的囊腔？

绘　图

绘出肉芽组织(10×40)。

实验二十二
局部血液循环障碍

一、概　述

1. **静脉性充血**　又称淤血,指器官或局部组织静脉血液回流受阻,血液淤积于小静脉和毛细血管内,导致血量增加而发生的充血。主要见于:①肺淤血,由左心衰竭引起,肺淤血表现为肺体积增大,暗红色,切面流出泡沫状红色血性液体,镜下急性肺淤血的特征是肺泡壁毛细血管扩张充血,肺泡间隔水肿,部分肺泡腔内见水肿液及出血;慢性肺淤血时肺泡间隔纤维化、增厚,肺泡腔内可见心力衰竭细胞。②慢性肝淤血,主要见于右心衰竭,表现为肝小叶中央静脉及肝窦高度扩张充血,严重时可有小叶中央肝细胞受压萎缩消失,相邻肝小叶淤血区互相连接,小叶周边部肝细胞缺血发生脂肪变性,切面上可见槟榔肝样外观。③慢性脾淤血,见于肝硬化或慢性心功能不全,表现为脾体积增大、被膜紧张,镜下由于窦内巨噬细胞增多并吞噬含铁血黄素,含铁血黄素与钙盐沉积形成含铁小结。

2. **血栓形成**　指活体心血管内血液发生凝固或某些血液成分析出、凝集和凝固成固体质块的过程。①血栓形成的条件为心血管内皮细胞损伤、血流状态的改变、血液凝固性增加。②血栓的类型包括白色血栓、混合血栓、红色血栓和透明血栓 4 种。③血栓的结局有软化、溶解、吸收、机化与再通、钙化。④对机体的影响包括阻塞血管、栓塞、心瓣膜病和广泛性出血。

3. **栓塞**　指循环血液中出现的不溶于血液的异常物质,随着血液流动阻塞血管腔的现象。栓塞的类型:①血栓栓塞,最常见,约占 99%,常见的栓塞部位为肺动脉和体循环的动脉。②脂肪栓塞,见于长骨骨折或脂肪组织严重挫伤时,脂肪细胞破裂,脂滴经破裂的血管入血,脂滴直径小于 20 μm 时可通过肺泡壁毛细血管入血,引起全身器官的栓塞。③气体栓塞,一般迅速进入血液循环的空气量在 100 mL 左右时即可导致心力衰竭。④羊水栓塞,此型罕见,主要在分娩过程中羊膜破裂而胎头阻塞产道口时,子宫收缩可将羊水挤入破裂的子宫壁静脉窦内,羊水成分可由子宫静脉进入肺循环引起栓塞。⑤其他栓塞,如细菌团块、肿瘤细胞团、寄生虫等均可引起栓塞。

4. **梗死**　指器官或局部组织血管阻塞或血流停止,引起局部组织缺血缺氧而导致的坏死。①梗死的原因:血栓形成、动脉栓塞、动脉痉挛、血管受压、闭塞。②梗死类型有两种:贫血性梗死,多发生于组织结构致密、侧支循环不丰富的实质器官,如肾、脾、心脏等,梗死灶呈灰白色;出血性梗死,多见于组织结构疏松、血管吻合支丰富的空腔器官,如肠、肺等;败血性梗死,由含有细菌的栓子阻塞血管引起,常见于急性感染性心内膜炎。

二、实验目的

(1)掌握慢性肝淤血、慢性肺淤血的病理变化,血栓的类型及形态特点,出血性梗死和贫血性梗死的大体与镜下病变特点。

(2)熟悉梗死的形成条件及后果。

(3)了解栓塞的类型及结局。

三、实验内容

观察并辨认实验标本。

(一)大体标本

1.慢性肝淤血　标本为成人肝的冠状切面。肝体积增大、包膜紧张、暗红色、边缘钝圆。切面可见布满红黄相间、状似槟榔片样的花纹,固定后呈棕褐色与灰黄色相间,故又称"槟榔肝"(图22-1)。

2.动脉血栓　标本为肺动脉骑跨血栓一段,呈人字形。血栓与血管壁黏着,表面干燥、粗糙、无光泽、质脆(图22-2)。

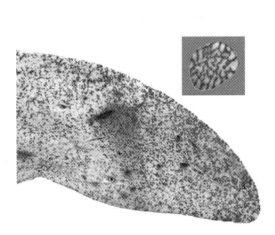

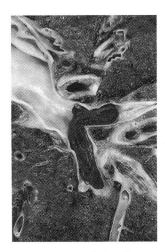

图22-1　慢性肝淤血　　　　　　图22-2　动脉血栓

3.静脉血栓　标本为一段静脉。静脉腔内可见干燥、粗糙,呈暗红色与灰白色条纹相间的一段血栓。

血栓与管壁紧密粘连,不易剥离,其表面部分区域可见薄层灰白色纤维组织覆盖(图22-3)。

4.脾贫血性梗死　脾脏部分标本。脾脏表面可见一处灰白色的不规则凹陷区,与周围组织界限清楚。

切面上可见一处与表面灰白区相对应的楔形梗死灶,尖端指向脾门,底部向着脾脏表面。梗死灶组织致密、坚实、干燥,与周围分界清,其周边有暗红色的充血、出血带与正常组织相隔(图22-4)。

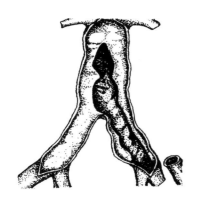

图 22-3　静脉内延续性血栓

血栓形成于左髂静脉内（图右下方），
向下腔静脉内伸入

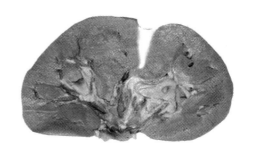

图 22-4　脾贫血性梗死

5. 心肌梗死　心脏部分标本。左心室壁可见大面积心肌梗死，梗死部位呈灰白色，与周围组织分界清（图 22-5）。

6. 肠出血性梗死　标本为腹腔手术回肠标本。肠管肿胀增粗、肠壁增厚，病变区呈暗红色，无明显界限，有出血坏死。浆膜湿润，失去光泽（图 22-6）。

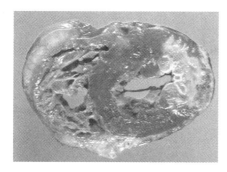

图 22-5　心肌梗死

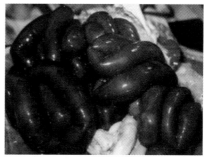

图 22-6　肠出血性梗死

（二）组织切片

1. 慢性肝淤血　肝小叶中央静脉扩张淤血，大部分中央静脉区淤积大片红细胞，掩盖中央静脉。肝小叶中央静脉区肝窦扩张淤血、邻近肝细胞受压萎缩以至消失。

肝小叶周边部的肝细胞脂肪变性，肝细胞质内出现大小不等的空泡。相邻的肝小叶淤血区通过肝板相互连接成淤血带（图 22-7）。

2. 慢性肺淤血　肺泡间隔增厚，纤维组织增生，其内可见肺泡间隔毛细血管扩张充血。肺泡腔内可见散在的巨噬细胞、红细胞及少量的淡红色浆液。部分肺泡腔内可见胞质内含棕黄色颗粒的心力衰竭细胞（图 22-8）。

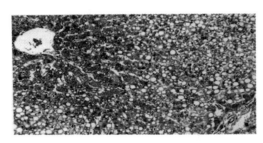

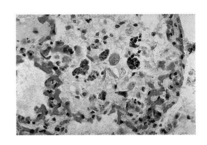

图 22-7　慢性肝淤血(H-E 染色　×400)　　图 22-8　慢性肺淤血(H-E 染色　×400)

3.混合血栓　低倍镜下血管腔内可见血栓阻塞管腔。血栓中有血小板黏集而形成的小梁,呈粉红色均质条索状,小梁表面有少量白细胞附着。血小板梁之间为纤维素网,其中网罗许多红细胞(图 22-9)。

4.血栓机化　切片为一静脉血栓的横断面。血管壁及管腔内的血栓成分均可辨认。在血栓与管壁之间及血栓内部可见多处裂隙状不规则管腔,即再通,其腔面被覆有扁平上皮。其余血栓成分内可见肉芽组织长入(图 22-10)。

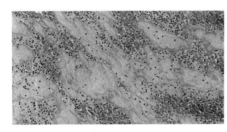

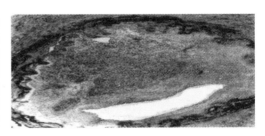

图 22-9　混合血栓(H-E 染色　×400)　　图 22-10　血栓机化(H-E 染色　×100)

5.肾贫血性梗死　梗死区肾小球、肾小管轮廓仍保留,但细胞核已溶解消失,胞质呈颗粒状。梗死灶周边可见毛细血管、细动脉扩张充血、出血及中性粒细胞浸润(图 22-11)。

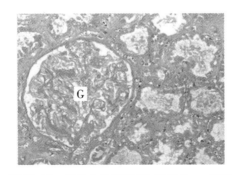

图 22-11　肾贫血性梗死(H-E 染色　×100)

思考题

(1)试用槟榔肝的镜下改变解释其大体改变。

(2)慢性肺淤血时,含铁血黄素细胞是如何形成的?

笔记栏

（3）从血栓的形态特点分析血栓是怎样形成的。

（4）心室附壁血栓属于哪种血栓类型？试分析这类血栓可能出现的后果。

（5）肠出血性梗死与肠坏疽有何异同？两者有联系吗？

（6）试述充血、淤血、血栓形成、栓塞、梗死之间的联系。

（7）肠梗死常见原因及常见的临床疾病有哪些？

 绘图

绘出慢性肺淤血（10×40）。

笔记栏

实验二十三
炎　症

一、概　述

炎症是具有血管系统的活体组织对各种损伤因子的刺激所发生的以防御为主的基本病理过程。炎症的基本病理变化包括局部组织的变质、渗出和增生，临床上局部表现为红、肿、热、痛和功能障碍，并伴有发热、末梢血白细胞计数改变、单核巨噬细胞系统增生、心率加快、厌食等全身反应。按照基本病变的不同，将炎症分为变质性炎症、渗出性炎症和增生性炎症。

1. 变质性炎症　病变中以组织、细胞的变性、坏死为主，而渗出和增生较轻微的炎症，多见于急性炎症。变质性炎常见于肝、肾、心脏、脑等实质性器官，多由某些重症感染和中毒引起。例如，急性重型肝炎肝细胞的广泛变性和大片坏死、结核病的干酪样坏死、流行性乙型脑炎神经细胞的变性、坏死等。

2. 渗出性炎症　炎症局部以渗出病变为主并伴有大量渗出物形成，而组织、细胞的变性、坏死及增生较轻，多为急性炎症。根据渗出物的主要成分不同，常分为如下 4 种类型。①浆液性炎：主要成分是浆液及少量纤维素和中性粒细胞。临床上常表现为水疱、炎性水肿、炎性积液（如胸腔积液、腹腔积液、关节腔积液等），病因消除后浆液性炎症易于消退。②纤维素性炎：主要成分是纤维素，是血管壁严重受损的改变。纤维素性炎易发生于黏膜、浆膜和肺组织，临床上常表现为黏膜、浆膜的假膜性炎，由渗出的纤维素、中性粒细胞、坏死黏膜组织及病原菌等形成一层灰白色膜状物，如白喉、细菌性痢疾、绒毛心、胸腹膜炎等，常有较严重的临床后果。③化脓性炎：是一种最常见的以中性粒细胞渗出为主、伴有不同程度的组织坏死和脓液形成的炎症，多由化脓菌感染所致。变性、坏死的中性粒细胞称为脓细胞，脓性渗出物称为脓液，多呈灰黄色或黄绿色、混浊、凝乳状的液体。化脓性炎包括表面化脓和积脓（发生在黏膜和浆膜的化脓性炎，例如尿道、支气管和胆囊的化脓性炎）、蜂窝织炎（指疏松结缔组织的弥漫性化脓性炎，表现为病变组织内大量中性粒细胞弥漫性浸润，与周围组织界限不清，例如皮下组织、肌肉、阑尾的化脓性炎）及脓肿（是器官或组织内的局限性化脓性炎症，主要特征是组织发生溶解坏死，形成充满脓液的脓腔。脓肿可发生于皮下或内脏，较大脓肿常需切开或穿刺排脓，深部组织脓肿向体表或自然管道穿破可形成窦道或瘘管）。④出血性炎：指炎症病灶的血管损伤严重，渗出物中含有大量红细胞的炎症，常见于流行性出血热、钩端螺旋体、鼠疫或炭疽等传染病。

3. 增生性炎症　主要是局部组织细胞、淋巴细胞、被覆上皮、成纤维细胞为主的增生,常伴有不同程度的变质和渗出,多为慢性炎症。少数急性炎症也可表现为增生性炎症改变,例如急性肾小球肾炎、伤寒等。增生性炎症按病变特征分为一般增生性炎症、肉芽肿性炎、炎性息肉和炎性假瘤。临床上可形成黏膜息肉、各种肉芽肿(以炎症局部巨噬细胞及其衍生细胞增生为主,形成境界清楚的结节状病灶为特征,可分为感染性肉芽肿和异物性肉芽肿)和实质细胞的团块状增生,导致器官、组织的结构和功能发生不同程度的改变,部分增生组织可以发生癌变。

变质、渗出和增生三者相互依存、相互制约,共同并存于炎症灶内,互相交错重叠,构成复杂的炎症反应。一般来说,变质反映损伤的一面,而渗出和增生则反映抗损伤的一面。但在一定条件下,一些抗损伤因素也会对机体产生不利的影响。机体许多成分参与了炎症反应过程,包括白细胞、血浆蛋白、血管壁细胞、成纤维细胞、细胞外基质、炎症介质等。因此,炎症是损伤、抗损伤和修复的统一过程。

二、实验目的

(1)掌握炎症的基本病理变化,急、慢性炎症的大体与镜下形态特征,渗出性炎症的病变特点及各种炎症细胞的形态特征。

(2)熟悉变质性炎和增生性炎的病变特点。

(3)了解炎症的局部表现和全身反应及急性炎症的结局。

三、实验内容

观察并辨认实验标本。

(一)大体标本

1. 纤维素性心包炎　标本为成人心脏、心包剪开,暴露心包的脏层,即心脏外膜。心包脏层表面粗糙,可见一层纤维素性的渗出物呈细绒毛状覆盖,灰白色,似绵羊皮外观,故称绒毛(图23-1)。

2. 气管白喉　标本为小儿气道,已剪开。喉室、气管及支气管分叉处黏膜面有淡黄、灰白色假膜,部分已经漂浮起来,部分已脱离气管壁(图23-2)。

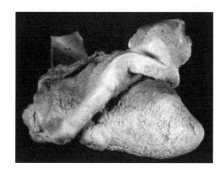

图23-1　纤维素性心包炎

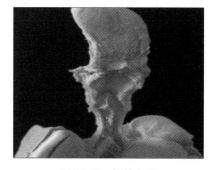

图23-2　气管白喉

3. 急性蜂窝织炎性阑尾炎　阑尾明显增粗、肿胀。浆膜面血管明显扩张充血呈暗红色,浆膜失去光泽,部分区域附着灰黄色脓苔。阑尾系膜增厚,表面也附着灰黄色纤维素性脓性渗出物。

切面见阑尾管壁增厚,管腔扩张,腔内含有黄白色的脓液(图23-3)。

4.肾多发性脓肿(图23-4)。

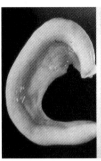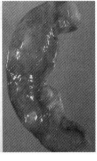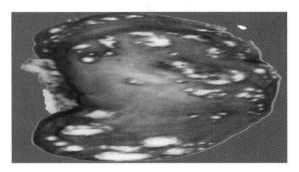

图23-3　急性蜂窝织炎性阑尾炎

左图为正常阑尾,右图为蜂窝织炎性阑尾炎,阑尾浆膜面渗出大量脓苔

图23-3　肾多发性脓肿

(二)组织切片

1.急性蜂窝织炎性阑尾炎　低倍镜下辨认阑尾腔及阑尾壁的四层结构,即黏膜层、黏膜下层、肌层和浆膜层。阑尾腔聚积大量中性粒细胞及脓细胞。

阑尾黏膜大部分破坏,部分上皮脱落,固有层可形成淋巴小结。黏膜下层、肌层及浆膜层、阑尾系膜均明显充血、水肿,大量中性粒细胞弥漫浸润,阑尾肌层内病变尤为明显(图23-5)。

2.急性脓肿　病变处组织明显变性、坏死形成脓肿,伴大量中性粒细胞、脓细胞浸润。脓肿壁纤维组织增生不明显,脓肿腔内大量脓液堆积(图23-6)。

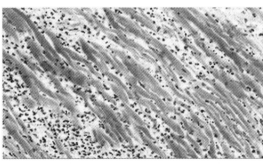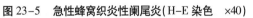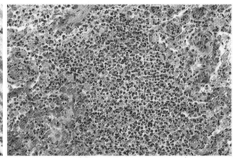

图23-5　急性蜂窝织炎性阑尾炎(H-E 染色　×40)　　图23-6　急性脓肿(H-E 染色　×100)

3.慢性胆囊炎　胆囊黏膜上皮增生呈乳头状,黏膜腺体凹陷,有的深达肌层。增厚的胆囊壁中,淋巴细胞、浆细胞浸润,有的呈灶性分布。胆囊壁肌层中纤维组织明显增生,血管扩张充血(图23-7)。

4.感染性肉芽肿　干酪样坏死周围见朗汉斯巨细胞和类上皮细胞及巨噬细胞,间质纤维组织增生,慢性炎症细胞浸润,局部形成结核性肉芽肿(图23-8)。

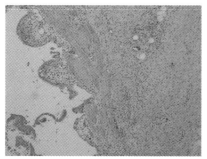

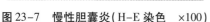

图23-7　慢性胆囊炎(H-E染色　×100)

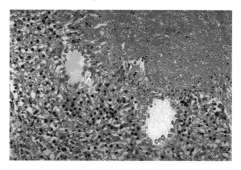

图23-8　感染性肉芽肿(H-E染色　×100)

5. 异物性肉芽肿　组织中可见大小不等的片状分布的痛风样结石,周围见大量异物巨细胞和巨噬细胞,间质纤维组织增生,慢性炎症细胞浸润,局部形成肉芽肿。

高倍镜见异物巨细胞体积大,圆形或不规则形,细胞界限不清,胞质丰富,红染,多核,异物巨细胞常包绕异物,有些异物巨细胞胞质内可见红染的结晶样物沉积(图23-9)。

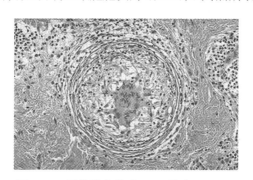

图23-9　异物性肉芽肿(H-E染色　×100)

 思考题

(1)炎症的基本病理变化有哪些?试举例说明其相互关系。

(2)纤维素性胸膜炎与纤维素性心包炎表面的绒毛状物形成机制是否一样?临床上听诊时有何改变?

(3)试比较脓肿与蜂窝织炎的异同并举例说明。

(4)急性蜂窝织炎性阑尾炎为什么常会合并阑尾穿孔?穿孔后有何危险?

(5)渗出液与漏出液有何不同?区别二者有何意义?

(6)简述炎症介质的分类及主要作用。

(7)以急性蜂窝织炎性阑尾炎为例,简述急性炎症的结局。

(8)何谓肉芽肿性炎?结合肉芽肿的组成成分简述其常见类型。

(9)试述炎症的病理学类型及其病变特点。

(10)如何正确认识炎症及其临床意义?

 绘图

绘出急性蜂窝织炎性阑尾炎(10×10)。

实验二十四
肿　瘤

一、概　述

1. 肿瘤的概念　肿瘤是机体在各种致瘤因素作用下,局部组织的细胞在基因水平上失去对其生长的正常调控,导致细胞克隆性异常增殖而形成的新生物。这种新生物常表现为机体的局部肿块,具有特定的生物学行为和临床表现。肿瘤细胞的遗传信息可传给子代细胞,并失去分化成熟能力。

2. 肿瘤的形态　①肿瘤的大体形态:大体观察应注意肿瘤的数目、大小、形状、颜色、质地等,这些信息有助于判断肿瘤的类型和良、恶性。肿瘤数目可以单发,也可以多发;肿瘤大小与肿瘤的良恶性、生长时间及发生部位等有关;肿瘤可见多种形状,如结节状、分叶状、息肉状、乳头状、菜花状和溃疡状等;肿瘤的颜色由组成肿瘤的组织及其产物的颜色决定,纤维组织的肿瘤切面多为灰白色;质地与肿瘤的类型及实质和间质的比例有关。②肿瘤的组织形态:肿瘤组织由实质和间质两部分组成,肿瘤细胞构成肿瘤实质,间质多由结缔组织和血管组成。

3. 肿瘤的异型性　表现为肿瘤组织结构和细胞形态与相应的正常组织有不同程度的差异。异型性是肿瘤组织和细胞出现成熟障碍和分化障碍的表现,是区别良恶性肿瘤的重要指标。异型性的大小反映了肿瘤的成熟程度。①细胞异型性,表现为细胞大小不等,形态各异,核大,核浆比值增大,有双核、多核、奇异核,核染色深,多见核分裂象及病理性核分裂象,核仁大,数目多,胞质多嗜碱性。②组织结构异型性,表现为细胞排列紊乱,层次增多,极向紊乱等。

4. 肿瘤的生长方式　①膨胀性生长,多为良性肿瘤的生长方式。②外生性生长,良恶性肿瘤均可见。③浸润性生长,主要为恶性肿瘤的生长方式。

5. 肿瘤的生长速度　由肿瘤细胞的倍增时间、生长分数、肿瘤细胞生成和死亡的比例等因素决定。

6. 肿瘤的扩散　是恶性肿瘤最重要的生物学特点。①局部浸润和直接蔓延:指肿瘤细胞在原发部位侵袭周围组织,并沿组织间隙或神经束衣连续地浸润生长,破坏邻近组织和器官的现象。②转移:指恶性肿瘤细胞从原发部位侵入血管、淋巴管或体腔,迁徙到其他部位继续生长,形成与原发瘤性质和类型相同的肿瘤的过程。恶性肿瘤常见的转移途径有淋巴道转移、血行转移和种植性转移。

7. 肿瘤对机体的影响　良性肿瘤对机体影响较小,主要表现为局部压迫和阻塞症状;恶性肿瘤对机体影响严重,易并发溃疡、出血、穿孔等,引起发热、顽固性疼痛、内分泌紊乱、副肿瘤综合征、恶病质等。

8. 原位癌及癌前病变　①原位癌：指癌变波及黏膜上皮层内或皮肤表皮层内，但没有突破基底膜向下浸润。②癌前病变：指具有癌变潜能的一类良性病变，如大肠腺瘤、乳腺纤维囊性病等。

9. 上皮组织肿瘤　①乳头状瘤：肉眼可见肿瘤呈外生性生长，形成指状、乳头状突起或呈菜花状、绒毛状，根部有蒂；镜下可见乳头表面覆盖着增生的上皮，分化良好，上皮不突破基底膜，乳头的轴心为血管和结缔组织构成。②腺瘤：增生的腺泡分化良好，但没有小叶状结构和导管，多呈息肉状、结节状，形成管状腺瘤、绒毛状腺瘤、囊腺瘤、纤维腺瘤、多形性腺瘤等类型。③鳞状细胞癌：肉眼可见肿物呈菜花状、溃疡型或蕈伞状，切面灰白色，干燥、质硬；镜下可见癌细胞呈团块状或条索状排列，形成癌巢，癌巢与间质分界清楚，分化好的鳞癌癌巢中央可见角化珠或癌珠，细胞间可见细胞间桥。④腺癌：癌细胞形成腺体或腺样结构，但腺体大小不等，形状不一，癌细胞排列不规则，层次增多，癌细胞异型性明显；另外还有黏液癌、印戒细胞癌等类型。

10. 间叶组织肿瘤　①纤维瘤：肉眼可见呈结节状，有包膜，界限清，切面灰白色，可见编织状条纹，质硬；镜下可见由胶原纤维和纤维细胞构成，瘤细胞似正常纤维细胞，分化良好。②平滑肌瘤：肉眼可见呈结节状，切面灰白或灰红色，可见编织状或漩涡状条纹；镜下可见瘤细胞分化良好，核呈长杆状，两端钝圆，排列成束状、编织状。③纤维肉瘤：肉眼可见呈结节状或不规则状，可有假包膜，切面粉红色，细腻、鱼肉状；镜下可见瘤细胞散乱排列，实质与间质分界不清，瘤细胞大小不一，核分裂象或病理性核分裂象多见，可见瘤巨细胞。④其他肉瘤：如脂肪肉瘤、平滑肌肉瘤、骨肉瘤、横纹肌肉瘤等。

11. 神经外胚叶肿瘤　中枢神经系统原发性肿瘤多为胶质瘤，周围神经系统以神经鞘瘤和神经纤维瘤较常见；其他肿瘤如视网膜母细胞瘤、恶性黑色素瘤等。

二、实验目的

（1）掌握常见肿瘤的形态学特点及生物学特性，良、恶性肿瘤的鉴别，癌与肉瘤的鉴别，转移瘤的特点。

（2）熟悉肿瘤的命名原则及分类。

（3）了解肿瘤的分级与分期及肿瘤的常规病理学诊断方法。

三、实验内容

观察并辨认实验标本。

（一）大体标本

1. 皮肤乳头状瘤　标本为皮肤肿物。皮肤表面呈乳头状突起，粗细长短不一，突出于皮肤表面。切面见肿瘤细胞呈灰褐色被覆其表面，中间为纤维结缔组织，呈灰白色。乳头状突起基底部常有宽窄不等的蒂与皮肤相连（图24-1）。

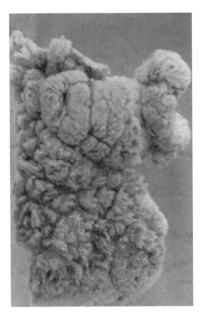

图 24-1　皮肤乳头状瘤

2. 卵巢囊腺瘤　肿瘤大小不等,呈球形或椭圆形,囊性,质软。切面呈单房性或多房性,多房者以黏液性为多。肿瘤囊壁薄厚不一,囊壁内表面光滑,多为黏液性肿瘤;也可呈乳头状,称乳头状囊腺瘤,多见于浆液性肿瘤,乳头粗细不一,可呈疣状、菜花状或树枝状,如乳头多而密集,充满囊腔者,应考虑为恶性。

浆液性囊腺瘤的囊腔内含有透明或淡黄色稀薄的浆液。黏液性囊腺瘤腔内含有半透明、淡黄色或棕黄色胶冻样物质或为灰白色黏液(图 24-2)。

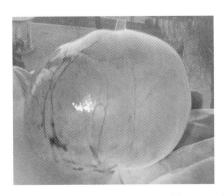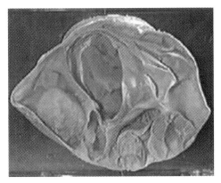

图 24-2　卵巢囊腺瘤

3. 脂肪瘤　肿瘤呈分叶状、圆形或椭圆形,有完整的包膜,与周围组织分界清楚。肿瘤质软,触之有油腻感。切面呈脂黄色、油腻状,与一般脂肪组织相似(图 24-3)。

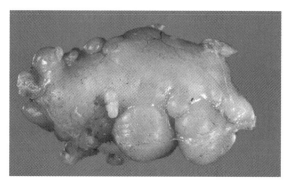

图 24-3 脂肪瘤

4. 子宫平滑肌瘤　标本为切除的子宫。子宫平滑肌瘤以肌壁间最多见,其次为浆膜下和黏膜下。肿瘤常为多个,大小不等,可呈米粒大、黄豆大、鸡蛋大或更大,较大者可填满或压迫宫腔,使宫腔变窄变形。肿瘤多呈圆形或卵圆形,边界清楚。

切面肿瘤呈灰白色,质韧,可见肌束及纤维组织交错排列呈编织样结构,有些区域呈旋涡状结构(图 24-4)。

5. 毛细血管瘤(图 24-5)。

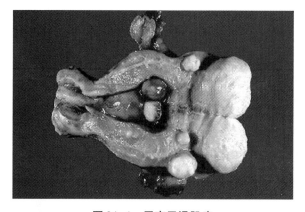

图 24-4　子宫平滑肌瘤

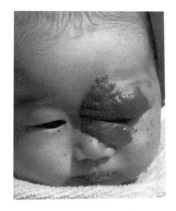

图 24-5　毛细血管瘤

6. 卵巢畸胎瘤　肿瘤多为囊性,圆形或卵圆形,囊壁厚薄不一,囊内可见毛发和灰黄色皮脂样物质。

在囊壁的一处常有隆起的实质性结节,结节表面可见多少不等的毛发,结节内常有牙齿、骨、软骨、脑组织、部分眼球、手指等各胚层分化的组织(图 24-6)。

7. 溃疡型胃癌　标本为沿胃大弯切开的胃。在胃小弯侧近幽门处可见一灰白色溃疡型肿物,溃疡形状不规则,直径多大于 2 cm,溃疡边缘隆起呈坡堤状,溃疡底部高低不平,常有出血、坏死等改变,周围黏膜皱襞有中断现象。

切面见肿瘤组织呈灰白色,干燥,质地较硬,与周围正常组织分界不清(图 24-7)。

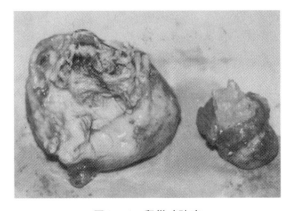

图 24-6　卵巢畸胎瘤

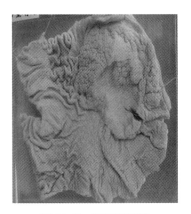

图 24-7　溃疡型胃癌

8. 结肠腺癌(图 24-8)。

9. 纤维肉瘤　肿瘤呈圆形或椭圆形,有时呈分叶状或结节状。肿瘤质较软,与周围组织界限清楚,可有不完整的假包膜。

肿瘤切面均匀细腻,灰白色或淡红色,质软,呈鱼肉状,有时可见出血、坏死及囊性变(图 24-9)。

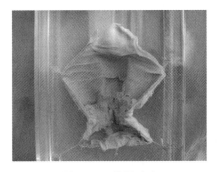

图 24-8　结肠腺癌

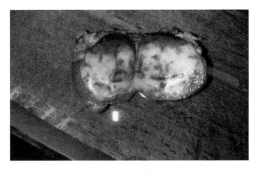

图 24-9　纤维肉瘤

10. 骨肉瘤　股骨下端见一梭形膨大的肿物,骨质已破坏。

切面见肿瘤灰白或略呈灰红色,鱼肉状,散在出血、坏死灶。肿瘤向周围侵犯侵入软组织中(图 24-10)。

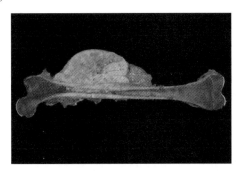

图 24-10　骨肉瘤

11. **胃癌肝转移** 癌细胞常侵入毛细血管,经肠系膜静脉到达门静脉,引起肝内门静脉分支阻塞及肝转移。

肝切面可见多个灰白色结节,边界清楚,散在分布,结节大小比较一致,转移结节多靠近肝被膜处,较大结节中央出血、坏死而下陷形成癌脐(图24-11)。

12. **淋巴道转移模式图** 癌细胞自原发部位侵入毛细淋巴管,随淋巴液到达局部淋巴结,先聚集于淋巴结边缘窦中,经增殖蔓延至整个淋巴结,使淋巴结肿大、变硬。

癌细胞经淋巴结输出小管依次向远处淋巴结转移,最终经胸导管入血,继发血行转移(图24-12)。

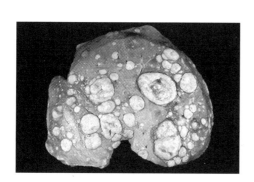

图24-11 胃癌肝转移

肝切面上散在分布多个转移结节,边界较清,大小较一致

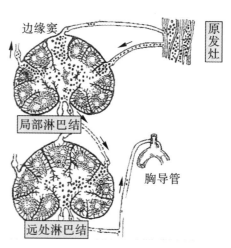

图24-12 淋巴道转移模式图

（二）组织切片

1. **皮肤乳头状瘤** 低倍镜下,见肿瘤为多数分支乳头状结构,乳头表面由增生的肿瘤性鳞状上皮细胞覆盖,与正常鳞状上皮几乎无区别,乳头中心为纤维组织、血管构成的纤维脉管束,其中可见少量炎症细胞浸润。

高倍镜下,瘤细胞形态、排列层次及方向与皮肤正常鳞状上皮组织相似,细胞层次增多,但细胞无异型,分化成熟,基底膜完整(图24-13)。

2. **乳腺纤维腺瘤** 低倍镜下,肿瘤周围有纤维包膜,肿瘤组织内无正常乳腺小叶结构,由增生的纤维组织和腺管两种成分构成肿瘤的实质。增生的纤维组织和导管上皮细胞分化成熟,无明显异型性。

腺上皮呈立方、柱状、单层或复层排列,大小一致,基底膜与上皮细胞间可见肌上皮细胞。腺体周围的纤维结缔组织增生明显并压迫、推挤腺管,使管腔变窄、变形,呈分支状裂隙。在接近腺体处纤维组织结构疏松,细胞核呈长梭形,间质可见黏液样变性(图24-14)。

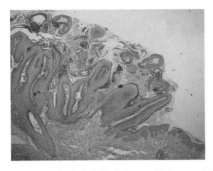

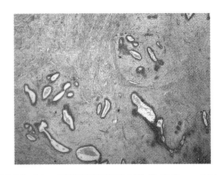

图24-13　皮肤乳头状瘤（H-E染色　×100）　　图24-14　乳腺纤维腺瘤（H-E染色　×100）

3.脂肪瘤　肿瘤组织边缘可见较薄的纤维包膜。瘤细胞主要是分化成熟的脂肪细胞,排列紊乱,瘤细胞与正常的脂肪细胞极相似。

间质为纤维血管组织,少量纤维组织将肿瘤分隔成小叶,其间可见较多的毛细血管及淋巴管(图24-15)。

4.平滑肌瘤　肿瘤组织由形态比较一致的梭形平滑肌细胞构成,瘤细胞排列拥挤,常呈束状、编织状、旋涡状等方式排列。

高倍镜下瘤细胞呈梭形,胞质红染,分界不清,细胞核呈长杆状,两端钝圆,同一束的细胞核常排列成栅栏状,核分裂象罕见。间质为多少不等的疏松结缔组织及血管(图24-16)。

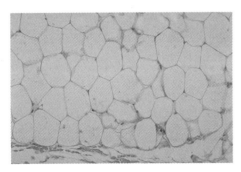

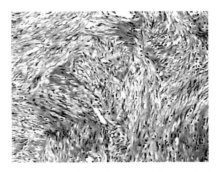

图24-15　脂肪瘤（H-E染色　×400）　　图24-16　平滑肌瘤（H-E染色　×100）

5.鳞状细胞癌　低倍镜下见肿瘤实质与间质分界清楚,癌细胞呈片状或条索状排列形成癌巢,由内向外依次是颗粒细胞样癌细胞、棘细胞样癌细胞,棘细胞之间可见细胞间桥,癌巢的外围环绕着深染柱状的基底细胞样癌细胞。间质中纤维组织增生,可见小血管和淋巴细胞、浆细胞浸润。高分化鳞癌癌巢中央为粉红色同心圆排列的角化物质,称角化珠,细胞间可见细胞间桥。

高倍镜下,癌细胞排列紊乱,异型性明显,细胞大小、形态不一,细胞核增大,深染,染色质分布不均,核膜增厚,核仁明显,易见病理性核分裂象(图24-17)。

6.腺癌　肿瘤实质由排列紊乱、大小不等、形状不规则的腺样结构构成,可见癌组织向黏膜下层、肌层广泛浸润,癌组织呈巢状排列,与间质分界明显。

癌细胞多呈腺管状排列,管腔大小不等,形态各异,腺上皮层次增多,排列紊乱。有些区域可见腺管共壁和背靠背现象。

高倍镜下见癌细胞大小不等,形态多样,异型性明显,细胞核增大,核大小不一,染色质粗糙、深染,核仁明显,病理性核分裂象易见(图24-18)。

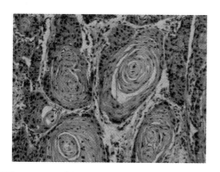
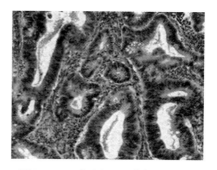

图24-17　鳞状细胞癌(H-E 染色　×100)　　图24-18　腺癌(H-E 染色　×400)

7.纤维肉瘤　低倍镜下,瘤细胞弥漫成片,散乱分布,无巢状结构排列,实质与间质分界不清。瘤细胞丰富,形状与成纤维细胞相似。间质纤维成分少,血管丰富。

高倍镜下,瘤细胞多呈梭形,核呈椭圆形、圆形、不整形,大小极不一致,细胞核明显增大,深染,异型性明显,核分裂象多见,并可见病理性核分裂象(图24-19)。

8.骨肉瘤　由肉瘤细胞和肿瘤性类骨质及骨组织构成。

肉瘤细胞异型性明显,大小不等,核形奇异,大而深染,核仁明显,易见瘤巨细胞和核分裂象,病理性核分裂象多见。

肿瘤性类骨质和骨小梁不均匀地分布在肉瘤细胞之间,也可见肿瘤性软骨形成(图24-20)。

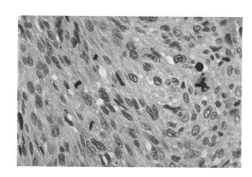
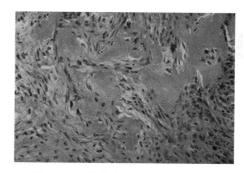

图24-19　纤维肉瘤(H-E 染色　×400)　　图24-20　骨肉瘤(H-E 染色　×100)

9.淋巴结转移癌　淋巴结正常结构被破坏,淋巴结大部分已被癌组织所取代,但仍可找到部分残存、受压的淋巴组织。

转移癌灶遍布于淋巴结内,癌灶呈不规则状分布。有些病例在淋巴结的输入、输出管内也可见到癌细胞。癌细胞具有明显的异型性,大小、形态不一,核形不规则,深染,核分裂象易见(图24-21)。

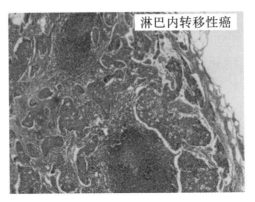

图24-21 淋巴结转移癌(H-E染色 ×100)

思考题

(1)如何观察肿瘤的大体形态?肿瘤的颜色在肿瘤的诊断中有何意义?

(2)从组织来源上肿瘤可分为几种类型?如何命名?

(3)试举例说明良、恶性肿瘤的区别。

(4)对肿瘤的大体观察为什么都要切开标本?在肿瘤切面上应着重观察哪些内容?

(5)何谓肿瘤的异型性?试从细胞异型性和组织结构异型性两方面举例说明良、恶性肿瘤的观察要点。

(6)结合观察标本,简述肿瘤常见的生长方式及其与肿瘤性质、预后的关系。

(7)癌前病变、非典型增生和癌有何区别?

(8)为什么称纤维肉瘤的包膜为假包膜,手术时如破坏它会出现什么后果?

(9)何谓病理性核分裂象?如何在切片中鉴定?

(10)结合标本比较癌和肉瘤的区别。

(11)结合肿瘤的成分试说明为什么肉瘤质地较软而癌较硬?

(12)溃疡型胃癌的肉眼形态有何特征?

(13)结合所学内容,试分析一颈部淋巴结肿大患者可能存在的病变。

(14)何谓肿瘤的转移?以乳腺癌为例说明肿瘤的常见转移途径。

(15)简述血行转移性肿瘤的形态特点。

绘图

(1)绘出高分化鳞状细胞癌(10×10)或纤维肉瘤(10×40)。

(2)请绘出肿瘤结构中巢状排列、条索状排列、栅栏状排列、旋涡状排列、共壁现象和背靠背现象的示意图。

实验二十五
临床病理讨论

一、概　述

临床病理讨论会是由临床医师和病理医师共同参加,对疑难病例或有学术价值的尸检病例的临床表现及其病理检查结果进行综合分析、讨论;目的在于汲取诊治教训,提高诊治水平,促进医学诊疗科研及教育事业的发展。目前,临床病理讨论会已成为医疗机构经常开展的一项学术性活动。

临床病理讨论会提供讨论的病例包括临床诊断不明确的病例、手术后死亡的病例、复杂和罕见的病例等,一般对疾病的发生、发展过程有较完整而详细的临床诊疗记录、实验室检查资料和尸检结果。讨论会通常由较高威望的临床医师主持,其程序包括临床报告、病理报告、临床病理讨论和总结。

首先由该病例患者的临床医师报告病史及其他临床检查资料,并做主要发言来分析症状、体征和鉴别诊断,提出临床诊断意见,对治疗处理提出建议或评估。然后由参会临床医师自由发言,提出临床诊断意见,对治疗处理提出不同的诊断意见和质疑。病理报告由病理医师向与会者报告会前暂时保密的病理检查和病理诊断,出示病理标本大体及组织学改变的图片,解释病变与临床表现的关系并分析死亡原因。临床病理讨论是把讨论会真正引向深入的关键,常由病理医师根据参会者的提问,对病理检查结果及病变与临床表现的关系做扩展性说明,并可介绍一些较新的文献资料。参会医师可结合病理发现该病例的临床表现,对该疾病的发生、发展、诊断、鉴别诊断、合理处置等各方面进行深入的讨论。最后,主持者对本病例的特点、所讨论的问题在临床中的意义、应汲取的经验教训等做简要小结。

通过临床病理讨论会主要明确以下问题:临床诊断与病理诊断是否相符,是否有漏诊? 治疗措施是否合适? 分析患者的死亡原因和死亡机制等。通过临床病理讨论会期望达到密切临床病理联系、总结经验教训、提高医疗质量、促进学术交流、推动科学研究的效果。

通过对临床和病理检查的讨论,参会者既可了解病例患病的全部临床过程,又可重温与该病有关的病理学知识,使临床表现得到满意的病理解释,还可以了解一些学科新进展。讨论会上紧密联系病例的实际情况进行讨论,若临床的分析和诊断与病理诊断相符,则会使与会者从中学到正确分析病例的方法;反之,也可通过回顾性的分析、讨论找出造成误诊的原因,总结经验或汲取有益的教训,以提高医疗诊治水平。通过讨论常能提出一些值得深入研究的新问题或新线索,促进和推动医学科学的发展。

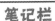

在病理学实验教学中开展类似临床病理讨论会的教学活动,通过小组讨论和交流,达到理论联系实际,促进学生复习所学病理学知识,使理论知识得到进一步理解和巩固;加深病理形态学认识,把病理知识与临床表现紧密结合,体现了病理学的桥梁作用,并培养医学生独立思考和运用所学知识对疾病产生的临床表现与机体形态学变化之间的关系进行分析、判断的能力,为养成正确的临床思维方法打下良好的基础。

教学活动中,临床病理讨论可按照下述方式进行:由教师提供要讨论病例的临床和病理资料,学生在详细阅读这些资料和讨论要求的基础上,将有关资料按系统或器官进行归类,确定病变在哪个系统,主要累及哪些器官,哪些病变是原发的,哪些病变是继发的或伴发的等。通过讨论要求学生能根据临床病例和肉眼及镜下所见病理变化,结合临床表现,抓住重点、分清主次地做出临床诊断和病理诊断,分析疾病的发生发展过程及主要病变间的联系,根据病理变化解释患者的临床表现,并找出引起患者疾病或死亡的主要原因。

二、实验目的

(1)掌握疾病发生发展的动态变化及主要疾病病变间的联系。
(2)培养基本知识、基本理论、基本技能的综合运用及临床思维能力。
(3)培养由基础走向临床的技能及分析问题与解决问题的综合能力。

三、实验内容

(一)病例一

1.病史摘要 患者,男,50岁,工人。右下肢肿胀 1 d,伴明显疼痛、发热、咳嗽、咳少量泡沫样血痰。患者 3 个月前不慎摔倒后右脚受伤,自行处理,2 d 后局部皮肤感染、化脓,右小腿红肿、疼痛明显,敷药治疗约 2 周后逐渐愈合。此后右小腿反复疼痛、肿胀,未引起患者注意。半个月前右小腿再次疼痛,肿胀向上延伸达到膝关节,经治疗后症状有所缓解。1 d 前因右下肢肿胀伴明显疼痛、发热、咳嗽、咳少量泡沫样血痰而收入院。

2.入院检查 体温 38 ℃,脉搏 100 次/min,呼吸 25 次/min,血压 100/70 mmHg。心率 100 次/min,律齐。除右下肢明显肿胀外,未见其他明显异常。

3.实验室检查 血常规红细胞 $5.0 \times 10^{12}/L$,白细胞 $10.1 \times 10^{9}/L$,中性粒细胞0.72,淋巴细胞0.27。X 射线胸片示:右肺见肺纹理增粗,呈肺炎样改变。

入院后给予抗生素及输液等对症治疗,输液后患者下床活动时突然大叫一声倒在地上,四肢抽搐、颜面青紫、张口呼吸,经抢救无效死亡。

4.尸体解剖 男性,体长 170 cm,体重 95 kg,肥胖。主要脏器病变如下:

两肺重约 1 300 g,暗红色,未见梗死灶,剖开肺动脉主干及分支内见暗红色凝血块样物质堵塞,堵塞物无光泽,较干燥,表面粗糙、质脆,与肺动脉壁粘连。右肺内较小的动脉分支内也可见血凝块样物质堵塞,呈暗红色与灰白色相间的条纹状结构。光镜见肺动脉主干及分支内血栓栓塞血管腔,血栓中见血小板黏集形成血小板小梁,呈粉红色均质条索状,小梁表面有少量白细胞附着;血小板梁之间为纤维素网,其中网罗许多红细胞。右肺小动脉分支内血凝块样物仍为相同的血栓结构栓塞血管腔。

右下肢明显肿胀,右脚皮肤局部见一愈合的小瘢痕。纵向剖开右下肢见右股静脉增粗、变硬,局部静脉腔内完全被暗红色凝血块样物质堵塞,凝血块样物表面较干燥、粗糙、质较脆、无光泽,呈暗红色与灰白色相间条纹,部分区域表面可见灰白色组织覆盖,与血管紧密粘连,不易剥离。右股动脉及其分支无明显异常改变。光镜见右股静脉腔内形成血栓阻塞血管腔,血栓中血小板黏集形成粉红色均质条索状的血小板小梁,小梁表面有少量白细胞附着;血小板梁之间的纤维素网内充满大量红细胞,靠近血管壁处部分区域有肉芽组织长入血栓内。右脚皮肤局部小瘢痕处见大量胶原纤维交错分布,纤维束呈均质、红染、玻璃样变,纤维细胞稀少。

脑、肝、肾、心脏等器官结构正常,未见明显病变。

思考题

(1)根据本例尸体解剖所见做出病理诊断。

(2)分析该患者疾病的发生发展过程。

(3)根据主要病变器官的病理变化解释临床表现。

(4)分析本例患者的死亡原因。

(5)结合病例,分析影响创伤愈合的因素有哪些及肉芽组织在创伤愈合过程中的作用和结局。

(二)病例二

1.**病史摘要** 患儿,男,4 岁。咳嗽、咳痰伴气喘 1 周,加重伴精神萎靡半天入院。患儿于 1 周前因受凉后当天晚上出现咳嗽、咳痰,痰呈白色黏稠状,同时伴有气喘,曾按上呼吸道感染口服药物,病情未见明显好转。痰逐渐转为黏液脓性痰和脓性痰,同时伴有不规则发热。入院前 1 d 病情加重,呼吸困难明显,并出现精神萎靡、活动减少、拒食而急诊入院。

2.**入院检查** 体温 39.3 ℃,脉搏 120 次/min,呼吸 30 次/min。精神萎靡,呼吸急促,面色苍白,鼻翼扇动,口唇发绀。听诊两肺背侧下部可闻及干、湿性啰音。心率 120 次/min,心音低钝,律齐。

3.**实验室检查** 血常规白细胞计数 $18×10^9$/L,中性粒细胞 0.85,淋巴细胞 0.16。X 射线胸片示:左、右肺下叶见多发性小灶状阴影。

入院后给予抗生素及输液、降温等对症治疗,体温有所下降,但全身缺氧症状未见好转,且逐渐加重,肺部湿啰音明显,肝大,并出现昏迷,经抢救无效死亡。

4.**尸体解剖** 男性,体长 100 cm,体重 20 kg,发育正常,营养中等。

两侧大脑半球对称,脑膜血管扩张、充血明显,脑回变宽、脑沟变浅。镜下,神经细胞与血管周围间隙扩大,神经细胞肿胀、变圆,胞质内尼氏体减少。

肺脏呈暗红色,重量增加,两肺表面见淡黄色病灶散在分布,尤以两肺下叶及背部为多见。切面见与表面相应的多个淡黄色实变病灶,病灶大小不等,直径多在 1 cm 左右,形状不规则,质较实,病灶中央可见细支气管断面,用手按压可挤出脓性渗出物,病灶周围见充血出血带。镜下,病变呈灶状分布,病灶中央可见细支气管管壁充血、水肿,上皮脱落,管壁各层可见大量中性粒细胞浸润,管腔内充满中性粒细胞及脱落的支气管上皮。病变细支气管周围肺泡腔内充满中性粒细胞,部分肺泡腔扩大呈代偿性肺气肿改变,腔内充满淡红色水肿液、红细胞及吞噬含铁血黄素的巨噬细胞,肺泡间隔毛细血管扩张、充血。

心肌细胞出现水肿,局灶可见心肌纤维断裂,间质水肿,血管扩张充血。

肝脏体积增大,包膜紧张,边缘钝圆,颜色暗红,表面光滑。镜下,肝小叶中央静脉及其附近的肝血窦明显扩张、淤血。

思考题

(1)根据本例尸体解剖所见,做出病理诊断。

(2)分析该患儿疾病的发生发展过程。

(3)根据主要病变器官的病理变化解释临床表现。

(4)分析本例患儿的死亡原因。

(三)病例三

1.病史摘要　患者,男性,60岁,干部。因胸骨后疼痛1周,突然昏倒20 min入院。患者1年前上楼或运动时感到胸骨后有压迫紧缩感,一闪即逝,未加注意。半年前开始感到胸骨后有疼痛感,休息后疼痛感消失,之后间断性发作。近3个月来开始疼痛发作频繁,时有心悸、气促。近1周来因情绪不稳定、睡眠差,上述症状加重,发作更频繁,休息也很难完全缓解,伴有心悸、气促等。入院当天与邻居拌嘴后突然倒地,四肢抽搐,呼吸困难,神志不清,急诊入院。患者有原发性家族性高血压史30余年。

2.入院检查　神志不清,面容苍白,瞳孔缩小,肥胖体型。体温37 ℃,脉搏110次/min,呼吸30次/min,血压160/110 mmHg,心率110次/min,心音弱,心浊音界向左扩大。双肺下部可闻及湿啰音。

3.实验室检查　血常规示红细胞2.5×10^{12}/L,白细胞5.0×10^{9}/L,分类中性粒细胞0.75,淋巴细胞0.25。脂类测定:血清总脂9.2 g/L,胆固醇8.0 mmol/L。心电图示左前侧壁心肌梗死。CT:脑基底核内侧有0.5 cm低密度区;双肺部分亮度增强,而另一部分暗度增加;心脏增大,左室前侧壁有一5 cm×4 cm不规则高密度区;主动脉直径增宽,管壁有多个大小不等、外形不规则的灶性极低密度斑块。

入院后给予抗休克、降颅内压、输血和补液、注射强心剂、兴奋剂和抗感染等治疗,病情未见好转,抢救无效死亡。

4.尸体解剖　死者发育正常,肥胖。

脑基底动脉环及其分支有明显粥样硬化,未见明显脑萎缩;切面见基底节内侧有一不规则出血区,对侧基底节区域也有多数点状出血区。

主动脉内膜见多数灰白色、灰黄色的硬化斑块向腔面突起,以腹段、胸段最为显著。光镜见斑块深层为无定形的坏死崩解物,内有胆固醇结晶及钙盐沉积。

两肺肿大,胸膜粗糙,表面弥漫分布大小不一的隆起囊泡,质软,切面肺组织呈蜂窝状,甚至形成大小不一的囊腔,挤压时切面有粉红色液体流出。光镜见两肺多数肺泡扩张,肺泡壁变薄,甚至断裂融合成囊腔。另一部分肺组织内肺泡间隔毛细血管扩张,充血,肺泡腔内充满水肿液,见散在红细胞漏出及巨噬细胞、心衰细胞和炎症细胞。

心脏增大,左心室肥大,室壁肌增厚达2.2 cm,乳头肌和肉柱增粗变圆,心腔未扩大,左室前侧壁可见一黄色、干燥且硬的大块不规则形梗死灶,面积 5.6 cm×1.4 cm。冠状动脉明显隆起,变硬,壁增厚,管腔呈节段性狭窄。外膜下大量黄色脂肪沉积。

双侧肾脏对称性缩小,共重 110 g,质硬,表面可见分布均匀的细小颗粒;切面肾皮质变薄,弓形动脉管壁增厚、变硬。光镜见部分肾小球萎缩,纤维化和玻璃样变的肾小球相对集中,肾小管萎缩或消失,间质常有淋巴细胞浸润,纤维组织增生;部分健存的肾小球代偿性肥大,所属肾小管扩张,管腔内有蛋白管型形成。

思考题

(1)根据本例尸体解剖所见做出病理诊断。

(2)根据患者主要病变器官的病理变化解释临床表现。

(3)试述各种疾病的相互因果关系及其发生发展过程。

(4)分析本例患者的死亡原因。

(四)病例四

1.病史摘要 患者,女,40 岁,工人。因上腹部疼痛伴低热、呕吐 1 周而入院。患者上腹部隐痛 1 年余,经胃镜检查诊断为浅表性胃炎。近半年来腹部疼痛加剧,时常呕吐,食欲差。

2.入院检查 消瘦,面色苍白,体温 38 ℃,脉搏 90 次/min,呼吸 20 次/min,血压 100/80 mmHg,两侧颈部、左锁骨上及腋窝淋巴结肿大,两肺可闻及湿啰音;肝大,肋下 3 cm 处可触及。

3.实验室检查 血红蛋白 95 g/L,血浆总蛋白 40 g/L,白蛋白 16 g/L。胸透:X 射线胸片示双侧肺叶见大量直径 1~3 cm 大小的致密阴影,边界清楚。B 超示肝组织上有数个直径 2 cm 左右的结节,边界清楚。

入院后经抗炎、抗结核治疗均不见好转,仍有持续低热。半小时前排黑色大便,呕吐大量鲜血,昏迷,经抢救无效死亡。

4.尸体解剖 女性,消瘦,皮肤黏膜苍白。胸腹腔内有 500~600 mL 淡黄色澄清液体,双侧肺叶表面可见多个直径 1~3 cm 大小的灰白色肿块,质硬,边界清楚。肝大,表面可见数个 1 cm×1 cm×2 cm 大小的灰白色肿块,质硬,与周围组织界限清楚。

胃贲门处有一 4 cm×4 cm×5 cm 肿块,灰白色,质硬,沿胃壁呈浸润性生长。肿块表面有一较大溃疡形成,溃疡边缘隆起,呈火山口状,底部凹凸不平,出血、坏死明显。镜下,胃组织中见异型细胞形成大小不等、形态不一的腺样结构,腺上皮细胞增生呈多层,局灶形成筛状结构,细胞大小不等,形态、染色深浅不一,排列不规则,失去极向;细胞核增大,且大小、形态不一,核仁明显,核分裂象多见。

腹膜表面较粗糙,可见数个直径 0.5~1 cm 大小的结节,灰白色,质硬。

肺脏、肝脏肿块及腹膜上结节的镜下组织结构均与胃部肿块的组织结构相同。

颈部淋巴结、左锁骨上淋巴结、腋窝淋巴结及胃周围淋巴结肿大,质硬,切面灰白色。颈部淋巴结、左锁骨上淋巴结、腋窝淋巴结及胃周围淋巴结的正常组织结构消失,代之以与胃部肿块相同的组织结构。

思考题

(1)根据本例尸体解剖所见做出病理诊断。

(2)根据病理变化解释临床表现。

(3)分析本例患者的死亡原因。

(4)患者肺脏和肝脏的肿块是如何形成的?如何鉴别原发性肿瘤和转移瘤?

(5)患者腹膜上的结节是如何形成的?

(五)病例五

1.**病史摘要**　患者,男,30岁,公司职员。因呕血、黑便、上腹部不适加重2 d入院。患者2个月前出现上腹部不适,反酸、嗳气、恶心、呕吐等,呕吐物有时为咖啡样液体,量少,并排柏油样黑便,共10余次。曾在医院门诊胃镜检查诊断为胃溃疡,治疗效果不显著而收治入院。

2.**入院检查**　体温36.5 ℃,脉搏80次/min,呼吸20次/min,血压105/75 mmHg。消瘦,中度贫血面容。双肺呼吸音清,听诊未闻及干、湿啰音。心率80次/min,律齐。腹软,无压痛、反跳痛,未扪及包块。肝、脾肋下未及,移动性浊音阴性,肠鸣音正常。双下肢无水肿。

3.**实验室检查**　血常规示白细胞$4.5×10^9$/L,红细胞$3.0×10^{12}$/L,血红蛋白90 g/L,血小板$80×10^9$/L,中性粒细胞0.85,淋巴细胞0.15。肝功能检查正常。

入院后给予抗生素和止血药物等对症治疗,效果不明显。入院2 d后再次出现呕血,量约500 mL,排黑便3次。急查血常规:红细胞$2.2×10^{12}$/L,血红蛋白70 g/L,血小板$90×10^9$/L。即给予输血进行治疗。

入院第5天患者出现鼻腔出血,量约200 mL,会诊后给予填油纱条止血。再急查血常规示红细胞$3.2×10^{12}$/L,血红蛋白60 g/L,血小板$200×10^9$/L,再输血400 mL。输血后无胸闷、憋气、心慌等症状。

入院第7天患者突然出现心慌、胸闷、大汗、呼吸急促等症状,血压120/75 mmHg,心率110次/min。给予葡萄糖静脉注射,患者全身抽搐,随即呼吸、心搏停止,给予呼吸三联、心脏三联等药物,电除颤3次,抢救无效死亡。

4.**尸体解剖**　男性,消瘦,营养差,口鼻内可见血性液体流出。浅表淋巴结未触及。

双肺表面可见散在出血点,切面可见大量暗红色泡沫样液体流出。光镜见双肺肺泡腔内充满大量淡粉红色水肿液,部分含有小气泡。双肺广泛的小血管及肺泡间隔毛细血管内可见大量异型细胞构成的栓子,在小血管内的栓子部分伴有血栓形成和轻度机化,肺泡间隔毛细血管内的栓子由单个或多个异型细胞组成,阻塞整个毛细血管腔。肺泡腔内水肿液中也可见散在的异型细胞,但肺内未见明显转移灶形成。

胃窦部小弯侧见一溃疡型肿物,溃疡大小约2.5 cm×2 cm×0.5 cm,溃疡边缘隆起,呈火山口状,底部凹凸不平,出血、坏死明显。切面肿物侵犯肌层达浆膜并且与周围组织粘连。光镜见胃壁组织中异型细胞弥漫分布,无明显腺管样结构形成,癌组织呈实体状,部分呈梁索状,形成不完整的腺腔;少量呈条束样排列,沿肌间隙浸润,浸透肌层达浆膜;部分异型细胞含有黏液,似印戒细胞,糖原染色呈阳性。肿物周围及腹膜后见多个肿大的淋巴结并互相融合,切面呈灰白色,质硬。腔静脉内见暗红色血凝块样物。镜下,胃窦部周围、腹膜后淋巴结结构被破坏,异型细胞占据大部分淋巴结,淋巴结仅残余少量淋巴细胞;淋巴结内异型细胞形态与胃窦部者相似,但异型性更加明显,排列也更加弥散,可见大量多核瘤巨细胞,核形极不规则,还可见少量含黏液细胞,糖原染色阳性。个别淋巴结内异型细胞可呈腺样排列。腔静脉的血凝块样物内含有大量游离的异型细胞。

思考题

(1)根据本例尸体解剖所见做出病理诊断。

(2)根据病理变化解释临床表现。

(3)分析本例患者的死亡原因。

第五篇　综合性实验

综合性实验一
细菌在自然界中的分布

(一)空气中细菌检查

1.材料　普通琼脂平板培养基。

2.方法

(1)取琼脂平板1块,平放在工作台面上或室内其他地方,打开皿盖,使培养基面向上暴露在空气中10 min。

(2)盖上皿盖,放入35 ℃温箱内孵育24 h后观察结果。记数平板上生长的菌落数,并观察不同的菌落形态。

(二)工作台面上细菌检查

1.材料　普通琼脂平板培养基。

2.方法

(1)在做完实验未打扫清洁之前,取1支无菌棉签,以无菌生理盐水浸湿后擦拭工作台面。

(2)接种普通琼脂平板,用接种环画线分离。

(3)将平板置于35 ℃温箱内孵育24 h。观察菌落的数量及菌落的特征。

(三)水中细菌检查

1.材料

(1)培养基:高层琼脂培养基。

(2)器材:无菌吸管、无菌空平皿。

2.方法

(1)用无菌吸管分别取自来水及池水各1 mL,分别放入两个无菌空平皿内。

(2)将高层琼脂熔化并冷却至45 ℃左右,倾注入上述平皿内,立即将皿底紧贴桌面轻轻摇动,使琼脂与水样均匀混合,静置桌面,待琼脂凝固。

(3)皿底向上置于35 ℃温箱内孵育24 h,取出观察结果。计算并比较自来水及池水内生长的菌落数。

(四)飞沫中细菌检查

(1)取血琼脂平板1块,打开平皿盖,将培养基面置于口腔前约10 cm处,受试者

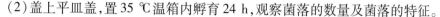

用力咳嗽数次。

（2）盖上平皿盖，置35 ℃温箱内孵育24 h，观察菌落的数量及菌落的特征。

（五）手指皮肤消毒前后的细菌检查

（1）取普通琼脂小平板培养基2个，分别标记消毒前与消毒后。

（2）取一支无菌棉签放入无菌生理盐水中浸泡后，再在管壁上挤干水，用此棉签擦拭手指皮肤，然后将该棉签涂布于标有消毒前的琼脂平板培养基表面，来回连续画线。注意不要划破琼脂培养基。

（3）将同一手指皮肤用2.5%碘酒棉球及75%酒精棉球涂擦消毒，另取1支无菌棉签用消毒前所述的方法取材，接种于标有消毒后的琼脂培养基表面。

（4）将接种好的琼脂平板培养基置37 ℃培养24 h，观察平皿表面有无细菌生长及数目，从而比较消毒前后手指皮肤的细菌数量。

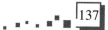

综合性实验二
细菌鉴定技术

一、生物化学鉴定

细菌所具有的酶系统各不相同,对营养物质的利用能力各异,因而在代谢过程中所产生的代谢产物也不同。应用生物化学方法检测细菌的代谢产物,有助于细菌属、种的鉴定。这种利用生物化学方法来鉴别细菌的实验,统称为细菌生化反应,是鉴定细菌的重要方法之一。通过本次实验,要求熟悉常用生化实验原理,掌握其方法、结果判定及其意义。

(一)单糖发酵试验

不同的细菌具有不同的酶系统,分解糖的能力各异,其产生的分解产物亦不同,借此可鉴别细菌的种类。

(1)取葡萄糖、乳糖、麦芽糖、甘露糖、蔗糖5种单糖发酵管各4支。

(2)将接种针烧灼冷却后,分别挑取大肠埃希菌、伤寒沙门菌、副伤寒沙门菌、痢疾杆菌培养物接种单糖发酵管。

(3)单糖发酵管放37 ℃温箱中孵育24 h。

(4)观察结果:首先要观察细菌是否生长,细菌生长后培养基变混浊,如发酵糖类产酸则使培养基中指示剂(溴甲酚紫)由紫色变为黄色,如发酵糖类既产酸又产气,则培养基除变黄色外,在发酵管内有气泡产生,如不发酵则培养基为原来的紫色(综表2-1)。

综表2-1　单糖发酵试验结果

菌种	葡萄糖	乳糖	麦芽糖	甘露糖	蔗糖
大肠埃希菌	⊕	⊕	⊕	⊕	−
伤寒沙门菌	+	−	+	+	−
副伤寒沙门菌	⊕	−	⊕	⊕	−
痢疾杆菌	+	−	+	+	−

产酸用"+"表示;产酸产气用"⊕"表示;不发酵用"−"表示

(二)IMViC试验

将吲哚试验(I)、甲基红试验(M)、V-P试验(V)、枸橼酸盐利用试验(C)组成一个系统,来对细菌进行鉴定,主要用于鉴别肠杆菌科各个菌属,特别是大肠埃希菌和产气肠杆菌的鉴别,简称 IMViC 试验(其中"i"是为辅助发音而添加的)。

1. 吲哚试验 又叫靛基质试验。某些细菌具有色氨酸酶,能分解蛋白胨中的色氨酸,生成吲哚。吲哚可用显色反应检测,即吲哚与对二甲基氨基苯甲醛(吲哚试剂、靛基质试剂)结合,形成玫瑰吲哚,为红色化合物。

实验证明靛基质试剂可与 17 种不同的靛基质化合物作用而产生阳性反应,若先用二甲苯或乙醚等进行提取,再加试剂,则只有靛基质或 5-甲基靛基质在溶液中呈现红色,因而结果更为可靠。

(1)材料 ①菌种:待检菌。②培养基:蛋白胨水培养基。③试剂:吲哚试剂。

(2)方法 将待检细菌分别接种于蛋白胨水培养基中,置 37 ℃ 培养 18 ~ 24 h 后,沿管壁缓缓加入吲哚试剂 0.5 mL(2~3 滴),振荡混匀后,静置片刻,试剂即浮于培养物表面,形成两层,即刻观察结果。

(3)结果判断 两液面交界处(或上层液体)呈现红色为阳性,无变化者为阴性。

2. 甲基红试验:有些细菌分解葡萄糖产生丙酮酸后,可继续分解丙酮酸产生乳酸、甲酸、乙酸等,由于产生大量有机酸,使培养基 pH 值降至 4.5 以下,加入甲基红指示剂即显红色。而有些细菌如产气肠杆菌则分解葡萄糖产酸量少,或产生的酸进一步转化为其他物质如醇、酮、醛等,则培养基的 pH 值仍在 5.4 以上,加入甲基红指示剂呈黄色。甲基红为酸性指示剂,pH 值范围为 4.4 ~ 6.0,其 pH 值为 5.0。故在 pH 值 5.0 以下,随酸度增加而显红色,在 pH 值 5.0 以上,则随碱度增加而显黄色,在 pH 值 5.0 或上下接近时,可能变色不够明显,此时应延长培养时间,重复试验。

(1)材料 ①菌种:待检菌。②培养基:葡萄糖蛋白胨水培养基。③试剂:甲基红试剂。

(2)方法 将待检细菌分别接种于葡萄糖蛋白胨水培养基中,置 37 ℃ 培养 18 ~ 24 h 后,各取 2 mL 培养液,加入甲基红试剂(pH 值变色范围为 4.4 ~ 6.0,色调变化由红变黄)2 滴,轻摇后观察。

(3)结果判断 出现红色反应为甲基红试验阳性,黄色为甲基红试验阴性。

3. V-P 试验 某些细菌在葡萄糖蛋白胨水培养基中能分解葡萄糖产生丙酮酸,丙酮酸缩合,脱羧成乙酰甲基甲醇,后者在强碱环境下,被空气中 O_2 氧化为二乙酰,二乙酰与蛋白胨中的胍基化合物反应生成红色产物,称 V-P(+)反应。本试验一般用于肠杆菌科各菌属的鉴别。在用于芽孢杆菌和葡萄球菌等其他细菌鉴别时,普通培养基中的磷酸盐可阻碍乙酰甲基甲醇的产生,故应省去或以 NaCl 代替。

(1)材料 ①菌种:待检菌。②培养基:葡萄糖蛋白胨水培养基。③试剂:6% α-萘酚乙醇溶液、40% KOH 溶液。

(2)方法 将待检细菌分别接种于葡萄糖蛋白胨水培养基中,置 37 ℃ 培养 24 ~ 48 h 后,分别取 2 mL 培养物,加入 6% α-萘酚乙醇溶液 1 mL,再加入 40% KOH 溶液 0.4 mL,充分振荡,室温下静置 5 ~ 30 min 后观察结果。

(3)结果判断 呈红色反应为阳性,如无红色出现,而且置 37 ℃ 4 h 仍无红色反应者为阴性。

本试验常与甲基红试验一起使用。本试验阳性,甲基红试验阴性,反之亦然。

4. 枸橼酸盐利用试验 枸橼酸盐培养基不含任何糖类,枸橼酸盐为唯一碳源,磷酸二氢铵为唯一氮源。如果细菌能利用铵盐作为唯一氮源,并能利用枸橼酸盐作为唯一碳源,则可在此培养基上生长,分解枸橼酸钠,使培养基变碱,培养基中的溴瑞香草酚蓝指示剂由绿色变为深蓝色。

(1)材料 ①菌种:待检菌。②培养基:枸橼酸盐斜面培养基。

(2)方法 将待检细菌分别接种于枸橼酸盐斜面培养基上,于37 ℃培养1~4 d,每日观察结果。

(3)结果判断 培养基斜面上有细菌生长,而且培养基变深蓝色为阳性;无细菌生长,培养基颜色不变保持绿色为阴性。

(三)其他试验

1.H_2S试验 有的细菌能分解培养基中含硫氨基酸(如胱氨酸、半胱氨酸)、生成H_2S,H_2S遇到铅离子或亚铁离子形成黑色的硫化铅或硫化亚铁沉淀物。该试验在肠杆菌科的细菌鉴别中有重要作用。

(1)材料 ①菌种:待检菌。②培养基:醋酸铅或克氏铁琼脂培养基。

(2)方法 将待检细菌分别接种于醋酸铅或克氏铁琼脂培养基中,于37 ℃培养1~2 d后,观察并记录结果。

(3)结果判断 醋酸铅培养基出现黑色沉淀为阳性。不变色为阴性。克氏铁琼脂在底层和斜面交界处出现黑色沉淀者为阳性,不变色为阴性。例如,普通变形杆菌(+),大肠埃希菌(-)。

2.胆汁溶菌试验 胆汁或胆盐可溶解肺炎链球菌,可能是由于胆汁降低细胞膜表面的张力,使细胞膜破损或使菌体裂解;或者是由于胆汁加速了肺炎链球菌本身的自溶过程,促使细菌发生自溶。

(1)材料 ①菌种:待检菌菌落和液体培养物。②试剂:10%去氧胆酸钠溶液或纯牛胆汁。

(2)方法 ①平板法:取10%去氧胆酸钠溶液或纯牛胆汁1接种环,滴加于检测菌的菌落上,置35 ℃ 30 min后观察结果。

②试管法:待检菌培养物2支,各0.9 mL,分别加入10%去氧胆酸钠溶液和生理盐水(对照管)0.1 mL,摇匀后置35 ℃水浴10~30 min,观察结果。

(3)结果判断 ①平板法:菌落消失,为阳性。②试管法:加去氧胆酸钠的培养物变透明,而对照管仍混浊,为阳性。

本试验主要用于肺炎链球菌与甲型链球菌的鉴别,前者阳性,后者阴性。

3.奥普托欣(Optochin)敏感试验 Optochin可干扰肺炎链球菌叶酸的生物合成,抑制该菌的生长。故肺炎链球菌为敏感菌,而其他链球菌都耐药。

(1)材料 ①培养基:羊血琼脂平板。②试纸:Optochin纸片直径6 mm,含药量为5 μg。

(2)方法 将待测的草绿色溶血性链球菌均匀涂布在羊血琼脂平板上,贴Optochin纸片,置35 ℃培养过夜。

(3)结果判断 抑菌圈直径大于15 mm为敏感,小于15 mm为耐药。

本试验用于鉴别肺炎链球菌(敏感)和草绿色链球菌(耐药)。

4.触酶试验 细菌产生的过氧化氢酶(触酶),可把过氧化氢分解为水和氧。试验中触酶分解过氧化氢产生氧,有气泡产生。

方法取洁净载玻片一张,滴加3%过氧化氢溶液1~2滴,再用接种环挑取细菌在过氧化氢溶液中研磨。在30 s内产生大量气泡为阳性。

二、血清学鉴定

血清学试验是抗原和抗体在体外发生的特异性反应。细菌是良好的抗原,因此,可用细菌免疫动物制成已知抗体(即诊断血清或免疫血清)检测或鉴定未知细菌;也可以用细菌制成已知抗原(即诊断菌液或免疫原)来检测未知抗体或制备诊断血清。用已知抗体鉴定标本中未知细菌及细菌抗原称血清学鉴定,反之,用已知抗原检测标本中未知的抗体称血清学诊断。根据抗原的不同,可采用不同的实验方法。本实验要求熟悉常用细菌血清学试验原理,掌握其实验方法及结果判断。

(一)凝集试验

细菌等颗粒性抗原(或抗体),与相应的抗体(或抗原)混合时,在一定浓度的电解质条件下,当其浓度合适时,可出现肉眼可见的凝集现象,称凝集试验。

1.玻片法凝集试验　玻片法凝集试验是用诊断血清在玻片上与待测细菌相混合,在电解质存在下,若出现肉眼可见的凝集小块即为阳性,表示该菌为所用抗体的相应细菌。此法是一种定性试验,方法简便快速,特异性强。可用于鉴定菌种及菌型。

(1)材料　①菌种:待检菌。②试剂:诊断血清、生理盐水。③器材:黑色反应板(或普通载玻片)、接种环、记号笔等。

(2)方法　①取一洁净载玻片,用记号笔画两个直径1~1.5 cm的圆圈。②取1∶5或1∶10诊断血清1接种环置于玻片左侧圈内,在右侧圈内放1接种环生理盐水作为对照。③用接种环取新鲜待检菌少许,分别研磨乳化于诊断血清及生理盐水内使之均匀混浊。旋转摇动玻片数次,约1~3 min后观察结果。

(3)结果判断　在亮光下,以黑色为背景,上下倾斜玻片进行观察(或在低倍镜下观察)。如见到片状或细砂样等固态物质,即为凝集。

2.试管法凝集试验　玻片法凝集试验为定性试验,方法简便快速,但有时会出现非特异性的凝集。试管法凝集试验则是鉴定细菌更为准确可靠的定量试验。常用于脑膜炎球菌、霍乱弧菌、布鲁菌、沙门菌的鉴定。下面以肥达试验为例对实验步骤进行说明。

肥达试验是根据凝集反应的原理,用已知的伤寒杆菌鞭毛抗原及菌体抗原、甲型副伤寒杆菌鞭毛抗原、肖氏沙门菌鞭毛抗原与患者血清做定量凝集试验,以协助诊断肠热症。

(1)材料　①样品:待检患者血清、生理盐水。②试剂:伤寒杆菌鞭毛抗原及菌体抗原、甲型副伤寒杆菌鞭毛抗原、肖氏沙门菌鞭毛抗原液体培养物。③器材:小试管32支、中试管1支、移液器、试管架。

(2)方法

1)于试管架上放4排小试管,每排8支。

2)稀释待检患者血清:取中试管1支,加生理盐水3.8 mL和患者血清0.2 mL,充分混匀,此时血清稀释度为1∶20,吸此稀释血清2 mL分别加入每排的第1管中,每管0.5 mL。此时中试管内剩余稀释血清2 mL,再加入生理盐水2 mL,使之稀释成1∶40。再加入每排的第2管中,每管0.5 mL。以此类推,将中试管内剩余血清依次做倍比稀释,并依次将稀释血清加至每排第3~7管中,则每排各管的血清稀释度为1∶20,1∶40,1∶80,1∶160,1∶320,1∶640,1∶1 280。每排第8管不加血清,只加0.5 mL生理盐水作为阴性对照。

3)加入菌液:由第8管开始向前加入诊断菌液:第一排各管加入伤寒杆菌鞭毛抗原菌液0.5 mL;第二排各管加入伤寒杆菌菌体抗原菌液0.5 mL;第三排各管加入甲型副伤寒杆菌鞭毛菌液0.5 mL;第四排各管加入肖氏沙门菌鞭毛抗原菌液0.5 mL。

此时各管的血清稀释度又各增加一倍,依次为1∶40,1∶80,1∶160,1∶320,1∶640,1∶1 280,1∶2 560,每管总量1.0 mL。

4)振荡混匀,置37 ℃温箱中18~24 h,取出观察并记录结果。观察结果时,先不要摇动试管,观察试管内上清液和管底细菌凝集的特点,然后轻摇试管使凝集物从管底升起,按液体的清浊、凝集块的大小记录凝集程度。另外观察结果时,要先看阴性对照管,阴性对照管不凝时,方可观察实验管,否则可能是菌液自凝引起,须更换诊断菌液重新检测。

(3)结果判断 凝集程度以"+"多少表示。

++++:上层液澄清,细菌全部凝集沉淀于管底。

+++:上层液基本透明,细菌大部分(75%)凝集沉淀于管底。

++:上层液半透明,管底有明显(50%)凝集物。

+:上层液混浊,管底仅有少量凝集物。

-:不凝集,液体呈乳状与对照管相同。

效价判定:能使定量抗原呈"++"凝集的血清最高稀释度为该血清的凝集效价。

举例说明肥达试验的结果判定(综表2-2)。

综表2-2 肥达试验的结果判定表

管号\抗原	1 1∶40	2 1∶80	3 1∶160	4 1∶320	5 1∶640	6 1∶1 280	7 1∶2 560	8 阴性对照	效价判定
伤寒杆菌菌体抗原	+++	+++	++	+	-	-	-	-	1∶160
伤寒杆菌鞭毛抗原	++++	+++	+++	++	++	+	-	-	1∶640
甲型副伤杆菌鞭毛抗原	++	+	-	-	-	-	-	-	1∶40
肖氏沙门菌鞭毛抗原	+	+	-	-	-	-	-	-	<1∶40

3.SPA协同凝集试验 金黄色葡萄球菌A蛋白(staphylococcal protein A,SPA)具有能与人及多种哺乳动物血清中IgG类抗体的Fc段结合的特性。IgG Fc段与SPA结合后,抗体吸附于金黄色葡萄球菌的表面,使金黄色葡萄球菌被IgG致敏。而与金黄

色葡萄球菌 SPA 结合的抗体,其两个 Fab 段仍能与相应抗原发生特异性结合,当与其相应的细菌、病毒或毒素抗原接触时,可出现特异性凝集反应。这种以金黄色葡萄球菌作为 IgG 抗体载体进行的凝集反应称为 SPA 协同凝集试验。该方法简便快速,敏感性强,结果易于观察,已广泛应用于临床检验中。对链球菌、脑膜炎奈瑟菌、沙门菌、志贺菌的快速鉴定及分群、分型等具重要的实用价值。对临床标本的检测有助于感染性疾病的快速诊断。亦用于测定细菌的可溶性产物,如细菌外毒素的测定。

本试验是将已知伤寒沙门菌免疫血清与 SPA 结合后,在电解质存在条件下,便能与相应的细菌发生协同凝集反应,出现肉眼可见的凝集块,以检测未知细菌。

(1)材料

1)样品:待检菌、标准菌株(伤寒沙门菌纯培养物)。

2)试剂:诊断血清(伤寒沙门菌免疫血清)、正常兔血清、冻干葡萄球菌 A 蛋白(生物制品公司有售)、0.01 mol/L pH 值 7.4 磷酸盐缓冲剂(phosphate buffer,PBS)、生理盐水、蒸馏水。

3)器材:黑色反应板(或普通载玻片)等。

(2)方法

1)SPA 悬液制备:取冻干 SPA 1 份,加蒸馏水 1 mL,待完全溶解后置离心管中,以少量 PBS 离心洗涤 1 次,3 000 r/min 离心 30 min,弃去上清,沉淀物中加 PBS 1 mL,制成 10% 菌体悬液。

2)抗体致敏 SPA 菌体悬液制备:取 10% SPA 菌体悬液 1 mL 加入高效价特异性伤寒沙门菌免疫血清 0.1 ~ 0.2 mL,置 37 ℃ 水浴中致敏 30 min,中间摇动几次,取出后用 PBS 洗 3 次,每次 3 000 r/min,离心 30 min,弃去上清,最后混悬于含有 0.1% 叠氮钠的同一 PBS 1 mL 中即成。

3)正常兔血清致敏 SPA 菌体悬液制备:制备方法同上。

4)取洁净的黑色玻璃板或普通载玻片 1 张,左右划分三等份,并标记 1、2、3 区(综表 2-3)。

5)在 1、3 区各加抗体致敏的 SPA 菌体悬液 1 滴,在 2 区加正常兔血清致敏的 SPA 菌体悬液 1 滴。然后于 1、2 区内加待检菌株少许,在 3 区内加标准菌株少许。

6)摇动玻片使混匀,于 2 min 内观察结果。

综表 2-3 SPA 协同凝集试验加样

1 区	2 区	3 区
抗体致敏 SPA 菌	正常兔血清致敏 SPA 菌	抗体致敏 SPA 菌
+	+	+
待检标本	待检标本	标准菌株
(实验组)	(阴性对照)	(阳性对照)

(3)结果判断 凝集程度以"+"多少表示。

1)凝集程度:

++++:2 min 内,菌体凝集成大颗粒,液体透明。

+++:2 min 内,菌体凝集成较大颗粒,液体透明。

++:2 min 内,菌体凝集成较小颗粒,液体轻度透明。

+:2 min 内,菌体部分凝集成细小颗粒,液体混浊。

-:2 min 内,无凝集现象或 2 min 以上出现细小颗粒。

4. ELISA 技术检测 HBsAg ELISA 技术为酶联免疫吸收分析(enzyme linked immunosorbent assay)技术,即采用一步夹心法原理检测人血清或血浆中的 HBsAg。在酶标反应板中预包被抗 HBsAb,加入样品及酶标记抗 HBs 后孵育,如果样品中含 HBsAg,则其既可与包被抗体反应,又能与酶标记的抗体反应,最终形成包被抗体-HBsAg-酶标记抗 HBs 复合物,加入酶底物显色,根据颜色的有无即可对待测样品 HBsAg 进行测定。

(1)材料 ①样品:患者血清。②试剂:HBsAg 酶免检测试剂盒、蒸馏水等。③试剂盒组成:包被板条 12×4 孔,阴性对照血清 1 支,阳性对照血清 1 支,酶标记抗体溶液 1 瓶,底物液 A 1 瓶,底物液 B 1 瓶,终止液 1 瓶,20 倍浓缩洗涤液 20 mL。④器材:酶联免疫标记仪等。

(2)方法

1)配制洗涤液:将浓缩洗涤液以蒸馏水稀释 20 倍。

2)加样:设空白对照 1 孔,阴、阳性对照各 2 孔。分别加阴、阳性对照血清各 1 滴(50 μL)和 50 μL 待测样品于包被板相应孔内。

3)加酶标记抗体标记抗体:除空白对照外,每孔加 1 滴酶标记抗体,轻轻振荡封板后,置 37 ℃水浴 30 min。

4)洗涤:①手工,扣去孔内液体,用洗涤液注满各孔,静置 20 s,弃去洗涤液,重复 4 次后在吸水纸上拍干。②机洗,选择 4 次洗涤程序,洗板后在吸水纸上拍干。

5)显色:每孔加底物 A、B 各 1 滴,轻轻振荡封板后,置 37 ℃水浴 15 min。

(3)结果判断

1)酶标仪检测(选波长 450 nm):每孔加终止液 1 滴后,用空白孔校零,测定各孔 A 值。

2)临界值=2.1×阴性对照平均 A 值。

样品 A 值/临界值≥1 者,为 HBsAg 阳性。样品 A 值/临界值<1 者,为 HBsAg 阴性(阴性对照 A 值小于 0.05,按 0.05 计算;大于 0.05,按实际值计算)。

三、分子生物学鉴定

(一)苯酚氯仿混合提取法提取细菌染色体 DNA

酚为有效的蛋白质变性剂,并且饱和的酚可与水相有效地分开。在含核酸的样品中加入酚,可将样品中的蛋白质变性后形成沉淀层,位于水相与有机相的界面,从而达到纯化核酸的目的。但酚不能完全抑制 RNA 酶的活性,而且因酚层中含有水,从而溶解一部分 poly-(A)RNA。将酚与氯仿联合使用可克服这方面的不足。氯仿除可使蛋白质变性外,还能加速有机相与水相的分层。在氯仿中加入少许异戊醇可减少抽提过程中产生的泡沫。

1.材料

(1)菌种:大肠埃希菌。

(2)试剂:SE液、SDS(干粉)、水饱和酚、24∶1(V/V)的氯仿-异戊醇混合液、RNA酶、95%乙醇、TE缓冲液等。

(3)培养基:肉汤培养基。

(4)器材:100 mL三角烧瓶、离心管、移液管、37 ℃水浴箱、离心机、控温摇床等。

2.方法

(1)细菌的培养和收集:将大肠埃希菌接种到液体培养基中。恒温摇床振荡培养18~24 h,离心收集菌体,收获2~3 g湿菌体即可。

(2)将2~3 g的湿菌体重悬于40~50 mL SE液中,其中的乙二胺四乙酸(ethylenediamine tetraacetic acid,EDTA)钠(EDTANa$_2$)和高pH值可抑制DNA酶的活性。

(3)SDS破坏细菌细胞壁,每克噬菌体加0.25 g SDS,于60 ℃水浴,不断摇动处理10 min;若菌体裂解慢,可提高温度到75 ℃、15 min,使菌体溶解,室温冷却,菌体溶解后可观察到菌悬液变清和黏稠度增加。

(4)加入等体积的水饱和酚和1/2体积的氯仿-异戊醇混合物,充分振摇脱蛋白质5 min。

(5)8 000 r/min离心10 min,此时形成三层,上层为含DNA的水相,中间层为变性的蛋白质,下层为酚-氯仿-异戊醇有机相。

(6)吸出上层水相,加等体积氯仿-异戊醇再重复脱蛋白1~2次,使中间很少或无蛋白层为止。

(7)吸出上层水相,加RNA脱蛋白酶使终浓度为50~100 mg/L,37 ℃作用30~60 min,降解RNA。

(8)重复第6步1~2次。

(9)吸出上层水相,加2倍体积的95%乙醇,用玻璃棒搅出丝状沉淀的DNA,将DNA溶于适量的TE缓冲液中,加数滴氯仿防腐,4 ℃中可保存3~6个月。

3.注意事项

(1)提取DNA过程中所用到的试剂和器材要通过高压烤干等办法进行无核酸酶化处理,所有试剂均用高压灭菌双蒸水配制。

(2)做DNA提取试验,操作时应戴手套,因操作者的手常是DNA酶的来源之一。搅取DNA时动作要轻柔,避免DNA分子的断裂。

(3)实验室内潜在的污染源,如离心机、真空泵、冰盒等都应定期处理。

(二)聚合酶链反应

聚合酶链反应(polymerase chain reaction,PCR)扩增DNA片段的特异性是由两个人工合成的寡核苷酸引物的顺序决定的,后者与待扩增片段两条链的两端DNA序列分别互补。PCR反应就是一个反复进行的热变性—复性—延伸的循环过程。具体讲就是,在过量引物和4种脱氧核苷三磷酸(deoxyribonucleoside triphosphate,dNTP)存在的条件下,模板DNA(待扩增的DNA)在一定温度下完全变性;然后,在适当温度下使引物与变性DNA两条链的两端分别复性;最后,在合适温度条件下由Taq DNA聚合酶催化引物引导的DNA合成,即引物的延伸。上述过程只是由温度控制,如此变性、复性、延伸反复 25~30 次。特异 DNA 序列可扩增 10^6 倍以上。

1.材料

(1)试剂:PCR 引物、双蒸水、dNTP 混合物、待扩增的 DNA(模板 DNA)、PCR 缓冲液、Taq DNA 聚合酶、液状石蜡、PCR 反应终止液、琼脂糖加样缓冲液、10 mg/mL 溴乙锭等。

(2)器材:无菌 Eppendorf 管、微量加样器、PCR 扩增仪、琼脂糖电泳仪、紫外透射反射检测仪等。

2.方法 利用 PCR 扩增 DNA 的程序基本相同,只是根据引物不同,复性与延伸的温度有所不同。基本程序如下:

(1)在无菌 Eppendorf 管中依次加入双蒸水 30 μL(本试验假定所设反应体积为 100 μL),10×扩增缓冲液 10 μL、4 种 dNTP 混合物(每种浓度为 1.25 mmol/L)16 μL、引物 1(1 μmol/L,溶于 5 μL 水)、引物 2(1 μmol/L,溶于 5 μL 水)、模板 DNA 10 μL,最后加水至 100 μL。

(2)混匀,94 ℃变性 5 min。

(3)加入 Taq DNA 聚合酶 5μL(含 1~5 U)和液状石蜡 50~100 μL(50 ℃,2 min)。

(4)适当温度下延伸适当时间(如 72 ℃,3 min)。

(5)适当温度下变性适当时间(如 94 ℃,1 min)。

(6)适当温度下复性适当时间(如 50 ℃,2 min)。

(7)重复 4~6 步 30 个循环或更多(条件如下:72 ℃,3 min;94 ℃,1 min;50 ℃,2 min)。

(8)取 PCR 扩增产物 8 μL,加入 1.5 μL 加样缓冲液后,琼脂糖凝胶电泳。

(9)电泳完毕后,将电泳凝胶板浸于含 0.5 mg/L 溴乙锭溶液中染色 15 min,紫外灯下观察电泳结果。

3.注意事项

(1)由于 PCR 敏感性和特异性均很高,所以在实验时须注意核酸污染问题,以免造成假阳性的结果出现。

(2)配制好的 PCR 试剂小量分装,避免反复冻融。

(3)吸试剂用的移液器与吸模板用的移液器严格分开,吸取每样试剂均需更换枪头。

(4)每次实验均同时有阳性对照、阴性对照和弱阳性对照。阴性对照应包括所有的 PCR 试剂。

综合性实验三
病原性球菌的鉴定

病原性球菌主要引起化脓性炎症,故又称化脓性球菌,包括葡萄球菌、链球菌、肺炎链球菌、脑膜炎奈瑟菌及淋病奈瑟菌等,根据革兰氏染色可将其分为两类,均无鞭毛和芽孢,少数可形成荚膜(综图 3-1)。

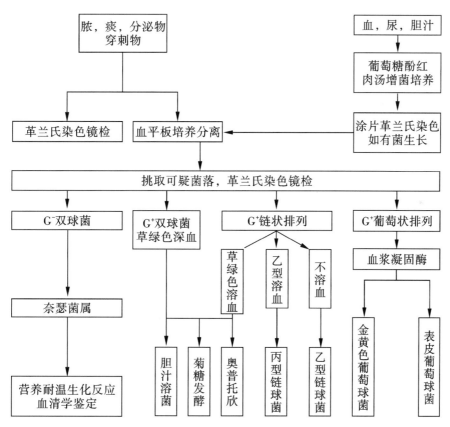

综图 3-1　病原性球菌的一般鉴定流程

一、葡萄球菌属

葡萄球菌的细菌常堆聚成葡萄串状。能引起皮肤黏膜、多种组织器官的化脓性炎症,是最常见的化脓性球菌。有的菌株还可引起食物中毒、烫伤样皮肤综合征、毒性休克综合征等,又是医院内交叉感染的重要传染源。近年来,耐药性菌株逐年增多。临床上首先要与其他革兰氏阳性球菌鉴别,然后再做属内种的鉴定及致病性的检测。

1. 材料

(1)菌种:葡萄球菌培养物。

(2)培养基:血琼脂平板,普通琼脂平板,甘露醇发酵管,氧化发酵管,甲苯胺蓝DNA琼脂。

(3)试剂:革兰氏染液、兔血浆、3% H_2O_2、致敏胶乳/红细胞试剂。

(4)其他:玻片、一次性卡片等。

2. 方法

(1)形态学观察:取普通琼脂平板上葡萄球菌培养物少许,涂片、革兰氏染色、镜检,可见到葡萄状排列的革兰氏阳性球菌。

(2)菌落观察:分别将金黄色葡萄球菌(下简称 A)、表皮葡萄球菌(下简称 E)、腐生葡萄球菌(下简称 S)画线接种于血琼脂平板和普通琼脂平板上,37 ℃孵育 18～24 h,观察结果。

葡萄球菌在血琼脂平板上可见中等大小,圆形不透明,边缘整齐,表面光滑,产生脂溶性色素。A 菌落呈金黄色,E 菌落大都呈白色,S 菌落大都呈柠檬色。在血琼脂平板上,A 菌落周围有明显的透明溶血环,而 E 菌落无溶血环或在少数新分离的 E 菌落周围出现微溶血环,S 菌落也无溶血环。在普通琼脂平板上的菌落,除无法观察溶血现象外,其他特点与血琼脂平板上的菌落相同,唯色素较血琼脂平板上更明显。

(3)生化反应:

1)触酶试验(过氧化氢酶试验):用接种环挑取固体培养基上的菌落,置于洁净的试管内或玻片上,然后滴加 3% H_2O_2 溶液数滴,观察结果。

结果判定:30 s 内有大量气泡产生者为阳性,不产生气泡者为阴性。

绝大多数细菌均产生过氧化氢酶,但链球菌属的触酶试验为阴性,故常用此试验来鉴别葡萄球菌和链球菌。此试验不宜用血琼脂平板上的菌落,因红细胞内含有此酶,会出现假阳性。此外,陈旧培养物可丢失触酶活性。

2)葡萄球菌游离凝固酶和凝聚因子(结合凝固酶)试验:血浆凝固酶试验被广泛用于金黄色葡萄球菌与其他葡萄球菌的常规鉴定,是致病性葡萄球菌的一个主要根据。试管法凝固酶试验称为葡萄球菌游离凝固酶试验,玻片法为检测凝聚因子即结合凝固酶。

葡萄球菌游离凝固酶试验:用生理盐水将兔血浆 4 倍稀释,取 0.5 mL。然后挑取3～5 个菌落于稀释血浆中,制成浓菌悬液。置 37 ℃水浴,3～4 h 后观察结果,凝固者为阳性。若阴性可继续 37 ℃孵育 24 h 再观察,仍不凝者为阴性。试验应同时做阳性、阴性对照。

葡萄球菌凝聚因子试验:取 1 滴蒸馏水于洁净的玻片上,用接种环挑取待检菌14 环置于蒸馏水中,制成浓菌悬液,无自凝现象。然后加 1 环兔血浆混合,切勿混搅,10 s 内观察结果,出现明显细菌凝块为阳性,否则为阴性,同时应设生理盐水阴性对照。如超过 10 s 可出现假阳性。有 10%～15% 的金黄色葡萄球菌呈假阴性,因此必须用试管法验证。

3)耐热 DNA 酶:致病性葡萄球菌产生一种耐热的 DNA 酶,在 60～100 ℃温度下也能分解 DNA。非致病性葡萄球菌虽也能产生 DNA 酶,但不耐热。因此,耐热 DNA 酶测定可作为鉴定致病性葡萄球菌的一个重要指标。

玻片法:取熔化好的甲苯胺蓝核酸琼脂铺好玻片待凝后打直径为 3 mm 小孔 6~8 个,每孔加预先经沸水煮 3 min 的待检菌和阳性、阴性菌株培养物各 1 滴,37 ℃反应 3 h,观察环绕孔周的蓝色琼脂是否变为粉红色圈并测量圈的大小。

平板法:在有金黄色葡萄球菌菌落的平板,选择实验菌落并标记,置 60 ℃干燥热力灭菌器处理 2 h,取出后于平板上倾注 10 mL 熔化的甲苯胺蓝 DNA 琼脂,37 ℃孵育 3 h,在产生耐热 DNA 酶的金黄色葡萄球菌周围出现粉红色圈。

4)甘露醇发酵试验:将三种(A、E、S)葡萄球菌分别接种于甘露醇发酵管,37 ℃孵育 18~24 h 观察结果。致病性(A)葡萄球菌多能发酵甘露醇产酸,非致病性(E、S)葡萄球菌均不能发酵甘露醇。

(4)血清学试验:快速胶乳、红细胞联合凝集试验。

在金黄色葡萄球菌中,有 96% 的具有能与纤维蛋白原相结合的纤维蛋白受体,90% 的具有葡萄球菌 A 蛋白(SPA)。分别用纤维蛋白原和抗 SPA 的单克隆抗体致敏红细胞和胶乳颗粒,当遇到金黄色葡萄球菌时,可使其出现肉眼可见的凝集。

先将致敏的胶乳/红细胞试剂充分摇匀,在一次性卡片的两个不同区域各加 1 滴致敏试剂,对照区滴加 1 滴对照试剂,实验区滴加 1 滴待测菌液,或取 1~2 个待检菌落,在试剂中轻轻混匀、乳化,并轻摇卡片,若实验区在 30 s 内发生凝集,而对照区无凝集时,则可判定被检菌为金黄色葡萄球菌。

二、链球菌属

链球菌是另一大类化脓性球菌,为链状或个别种成双排列的革兰氏阳性菌。除引起各种化脓性炎症外,尚可引起猩红热、新生儿败血症、细菌性心内膜炎以及风湿热、肾小球肾炎等变态反应性疾病。

(一)材料

1. 菌种　甲、乙、丙型链球菌,A、B、D 群链球菌标准菌株,β-溶血的金黄色葡萄球菌。

2. 培养基　血琼脂平板、血清肉汤培养基、马尿酸钠培养基(马尿酸钠 1.0 g、肉浸液 100 mL)、七叶苷琼脂斜面、6.5% NaCl 琼脂平板。

3. 试剂　杆菌肽纸片、三氯化铁试剂(FeCl₃ · 6H₂O 12 g,溶于 100 mL 2% HCl 中)、链球菌分群胶乳试剂、卡片。

(二)方法

1. 形态学观察　分别取血琼脂平板上 α-溶血的链球菌、β-溶血的链球菌和肺炎链球菌涂片,革兰氏染色,镜检。可见呈链状排列、长短不一、球形的革兰氏阳性菌;肺炎链球菌成双排列,菌体呈矛尖状革兰氏阳性球菌,菌体周围有透明的(复染色)荚膜。

2. 菌落观察　链球菌在普通培养基上生长不良。在血琼脂平板上见有灰白色圆形细小菌落,有时需借助放大镜观察,表面光滑、边缘整齐。另一特点是不同菌株溶血不同。

3.溶血试验　将甲、乙、丙三型链球菌和肺炎链球菌分别画线接种于血琼脂平板上,37 ℃孵育18～24 h后观察结果。甲型链球菌与肺炎链球菌的菌落周围出现很窄的草绿色溶血环(不完全溶血,即 α-溶血),乙型链球菌菌落周围出现很宽的透明溶血环(完全溶血,即 β-溶血),丙型链球菌无溶血环。

4.生化反应

(1)杆菌肽敏感试验:A 群溶血性链球菌对杆菌肽非常敏感,而其他群链球菌通常耐受,故此试验可对链球菌进行鉴别。

取被检菌落均匀密涂于血琼脂平板上,接种量应大,贴上含 0.04 U/片的杆菌肽纸片,35 ℃孵育过夜。

结果观察:形成抑菌圈的为敏感,则被检菌推断为 A 群链球菌。

(2)CAMP 试验:在血琼脂平板上 B 群溶血性链球菌能产生 CAMP 因子,可促进金黄色葡萄球菌 β-溶血素活性,其他链球菌一般不产生 CAMP 因子,故此试验可作为 B 群链球菌的鉴定指标。

5.抗链球菌溶血素"O"的检测　抗链球菌溶血素"O"试验,简称抗"O"试验,常用于风湿热的辅助诊断。

绝大多数 A 群链球菌菌株和许多 C、G 群链球菌菌株都能产生具有溶血活性和抗原性的溶血素"O",其为一含—SH 的蛋白质。由于其含有—SH 基,所以对 O_2 敏感,在 O_2 的作用下失去溶血活性,加入还原剂可使其恢复溶血活性。绝大部分链球菌感染者,于感染后 2～3 周至病愈后数月至一年内可检出抗链球菌溶血素"O"(antistreptolysin O,ASO)抗体。风湿热患者血清中的 ASO 效价显著增高,活动性病例升高更为显著,一般其效价可达 1∶400 以上,所以,测定 ASO 效价,可作为链球菌新近感染诊断指标之一或作为风湿热及其活动性的辅助诊断。

ASO 的检测方法有溶血法和胶乳凝集试验,前者较繁杂,后者简便快速。

(1)ASO 的溶血法检测

1)材料　①样品:待测血清。②试剂:阳性血清、阴性血清、溶血素"O"及还原剂、2% 红细胞悬液。③器材:试管、吸管、水浴箱等。

2)操作步骤　溶血素"O"的还原:取溶血素"O" 0.2 mL 及还原剂一片置于小试管中,加生理盐水 1 mL,搅拌使溶,放置 37 ℃水浴中 10 min 使溶血素还原。补加生理盐水 6.8 mL 后即配制成溶血素"O"应用液。还原后的溶血素"O"应在半小时内使用(根据溶血素效价进行不同倍数的稀释)。待测血清的预稀释:取待测血清 10 μL,加入至 2.5 mL 生理盐水中,混匀,即得1∶250 稀释的血清。按综表 3-1 操作。

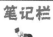
综表 3-1　抗链球菌溶血素"O"试验方法

管号 试剂	1	2	3	4	5	6
1∶250 血清(mL)	0.125	0.1	0.075	0.05	—	0.1
生理盐水(mL)	0.125	0.15	0.175	0.2	0.25	0.275
还原溶血素(mL)	0.125	0.125	0.125	0.125	0.125	—
	37 ℃ 15 min					
2% 红细胞悬液(mL)	0.125	0.125	0.125	0.125	0.125	0.125
血清稀释倍数	500	625	833	1 250	对照	对照
	37 ℃ 45~60 min					

3)结果判断　温育时间到后,轻轻取出各管,观察结果,先观察第5、6两管,第5管应呈现完全溶血,第6管应完全不溶血,此二管的结果符合预期后方可观察试验管,以完全不溶血的血清最高稀释度为该血清的抗链球菌溶血素"O"的效价,正常人 ASO 的效价一般在 500 U 以下。

(2)抗链球菌溶血素"O"胶乳法测定　当以链球菌溶血素"O"中和患者血清时,如患者血清中的 ASO 滴度很高,则 ASO 还将有剩余,这些剩余的 ASO 即可与链球菌溶血素"O"标记的胶乳发生抗原-抗体反应,出现清晰、均匀的胶乳凝集颗粒。

1)材料　①样品:患者血清。②试剂:ASO 胶乳试验盒包括 ASO 胶乳试剂,即链球菌溶血素"O"标记的胶乳颗粒;溶血素"O"溶液,作为中和试剂用;阴、阳性对照血清;反应板一块。

2)操作步骤　血清标本用生理盐水 1∶50 稀释,56 ℃灭活 30 min。在反应板格子中滴加上述稀释灭活的血清 1 滴。再滴加溶血素"O"1 滴,轻轻摇动 2 min,使其充分混匀。滴加 ASO 胶乳试剂 1 滴,轻轻摇动 8 min,有清晰凝集者为阳性,反之为阴性。

如 1∶50 稀释的血清呈阳性结果,则将其进一步稀释成 1∶80,再重复操作。胶乳凝集试验 1∶50 阳性相当于 ASO 溶血法效价≥500,1∶80 阳性相当于溶血法效价≥625,1∶100 阳性相当于溶血法效价≥833。

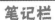

综合性实验四
致病性肠道杆菌的鉴定

由于肠道中存在大肠杆菌等很多条件致病菌,其与肠道致病菌的主要区别之一是:大多数条件致病菌可分解乳糖,而绝大多数肠道致病菌则不分解乳糖。故分离肠道致病菌多用含乳糖的弱选择性鉴别培养基(如麦康凯琼脂)以及对大肠杆菌等条件致病菌有较强抑制作用,而又有利于肠道某些致病菌(如沙门菌及志贺菌)生长繁殖的强选择性鉴别培养基(如 SS 琼脂)。

本实验主要介绍疑为沙门菌或志贺菌感染者或带菌者的粪便标本(或直肠拭子)中致病菌的分离和鉴定。

1. 材料

(1)样品:盛有粪便标本(或肛拭子)的无菌试管。

(2)培养基:四硫磺酸盐(tetrathionate,TT)增菌液、革兰氏阴性杆菌(Gram - negative bacillus,GN)肉汤增菌液、麦康凯和 SS 琼脂平板、双糖(铁)培养基。

(3)试剂:沙门菌多价"O"(A~F 组)及单价"O"诊断血清、"H"因子诊断血清、志贺菌多价及单价诊断血清。

2. 方法

(1)采集标本:由于采取粪便中细菌种类很多,故应根据检查目的的不同选择适宜的培养基或用适当方法处理,尽可能地抑制杂菌,以利于病原菌的检出。但不能认为粪便中细菌含量多,粪便标本的采集就无须无菌操作。粪便标本的采集也应遵循无菌操作的原则。若便器或标本容器不洁而污染了变形杆菌,就可能影响病原菌的分离检出,甚至把污染菌误报,造成误诊。

1)采样的时期应合适。疑似痢疾患者应在发病初期,用药前采取标本。粪便标本采集时应挑取无尿液污染的有脓血、黏液部分的粪便 2~3 g(液状粪便可挑取絮状物),盛于无菌容器内送检。在无法获得粪便时,可采用直肠拭子,即用灭菌棉拭子经生理盐水或增菌培养基湿润后,插入肛门内 4~5 cm 处,轻轻转动一圈后取出,插入无菌试管或保存液中送检;疑似伤寒患者应在发病 2~3 周内采集粪便标本。

2)粪便标本如不能立即送检,可将标本放入甘油盐水保存液中,或保存于冰箱内(勿超过 2 h)。

(2)检查程序如综图 4-1 所示。

1)增菌及分纯:将疑为沙门菌感染患者或带菌者之粪便标本接种至 TT 增菌液中;疑为痢疾患者或带菌者的粪便标本接种至 GN 肉汤增菌液中,置 37 ℃培养 6~8 h进行增菌。根据标本性状,估计标本中细菌量较多,可省去此步,直接做分纯培养,即

将标本分别直接画线接种至麦康凯及 SS 琼脂平板等弱强选择培养基上,置 37 ℃培养
18～24 h(每一个标本同时接种一个强选择性培养基和一个弱选择性培养基)。

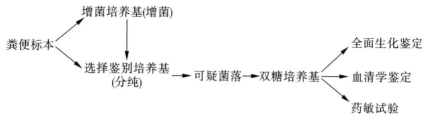

综图 4-1 粪便标本的细菌学检查程序

2)生化反应鉴定:第 2 天观察平板上有无可疑菌落,用接种针于上述平板中挑取
单个可疑菌落(无色、半透明、光滑、较小)2～3 个,分别接种至 2～3 管双糖培养基内,
置 37 ℃培养 18～24 h。第 3 天观察细菌生长情况,根据综表 4-1 初步鉴定。然后取
双糖培养基上的菌落进行系列生化鉴定。

综表 4-1 不同肠道细菌在双糖培养基培养结果

序号	上层(乳糖)	下层(葡萄糖)	动力	可能结果
1	+	⊕	有	大肠杆菌
2	－	+	有	伤寒杆菌
3	－	⊕	有	其他沙门菌
4	－	+	无	志贺菌
5	+	+	无	肠球菌

3)血清学最终鉴定:根据双糖培养基及系列生化反应结果判断,初步鉴定结果为
沙门菌属,则取双糖培养基斜面上菌苔与沙门菌多价"O"(A～F组)诊断血清做玻片
凝集试验,如凝集即为沙门菌属,然后分别与 A～F 组的单价"O"诊断血清做玻片凝
集试验定组,最后以"H"因子诊断血清做玻片凝集试验以定型(种),必要时可用因子
诊断血清定型。

根据双糖培养基及系列生化反应结果判断,初步鉴定结果为志贺菌属,则取菌苔
与志贺菌多价诊断血清做玻片凝集试验以定组,必要时可用因子诊断血清定型。

3.注意事项

(1)若为较典型的沙门菌生化反应,但与 A～F 组多价"O"诊断血清又不发生凝
集反应,应考虑可能为有 Vi 抗原的沙门菌,可将菌制成悬液以 100 ℃加热 30 min 除
去 Vi 抗原后,再做血清学鉴定。同理,如为较典型的志贺菌生化反应又不与其多价诊
断血清发生凝集,则可用同样方法加热 100 ℃ 1 h 以破坏其 K 抗原,再做玻片凝集反
应鉴定。

(2)由于志贺菌易发生耐药性变异,所以,临床上如分离出志贺菌,均常规做药物
敏感性试验指导临床治疗工作。

综合性实验五
真菌分离培养和鉴定

一、真菌的大培养

1. 材料

(1)样品:待检标本。

(2)培养基:沙保弱琼脂斜面培养基。

2. 方法

(1)待检标本(如皮屑、甲屑或断发)用75%乙醇浸泡数分钟以杀死表面细菌,然后用灭菌生理盐水充分洗涤。

(2)按无菌操作法用接种针将标本接种在含青霉素、链霉素的沙保弱琼脂斜面培养基上。

(3)试管口用硫酸纸包好扎紧棉塞口,放置22℃温箱培养。

(4)第1周观察2次,第2周隔日观察1次,3周内不长出菌落,再重复做一次,若仍无菌落生长,可报告阴性。菌落观察时,要注意菌落形态、颜色、有无气生菌丝和营养菌丝,挑取菌丝置玻片上镜检。

二、真菌的小培养

(一)钢环法

1. 材料

(1)样品:待检标本。

(2)培养基:沙保弱琼脂斜面培养基。

(3)器材:无菌玻片、盖玻片、钢环(带有缺口)、石蜡等。

2. 方法

(1)用无菌镊子取无菌小培养钢环,环的两面分别蘸取熔化的固体石蜡,平置于无菌载玻片上,另取一无菌盖玻片,在酒精灯火焰上加热后覆盖于钢环上,待冷后,小培养钢圈即被固定于载玻片与盖玻片之间。

(2)用毛细滴管吸取熔化的培养基,从钢环上端孔注入,注入量占容积的1/2即可。

(3)培养基冷却凝固后,用接种针挑取材料,由上端孔接种于环内培养基上。

(4)置湿盒内,室温或37℃下培养2~3 d后,逐日观察,镜下可连续看到真菌生长过程及菌丝、孢子等特征,一般 7 d 左右即可长好。

(5)也可不用小培养钢环,直接将熔化的培养基滴于无菌玻片材料,用盖玻片覆盖后培养,在显微镜下连续观察生长情况。

(二)小块琼脂玻片培养法

用无菌操作法将制好的待用琼脂平板用无菌接种针或接种环切成大约 1 cm× 1 cm 的方块,将其放置于灭菌的载玻片上。将标本或待检菌接种于琼脂块四周边缘靠上方部位,然后用无菌镊子取一无菌的盖玻片盖在琼脂上。在无菌平皿内放入少量无菌水和一个无菌"U"形(或"V"形)玻璃棒。将此载玻片置于玻璃棒上,盖上平皿盖培养。每日用肉眼和显微镜观察孢子和菌丝的特点。

(三)平板培养法

平板法培养霉菌与分离细菌的方法不同,一般采用点植法即选择合适的琼脂平板,左手拿起平板底,使培养基朝下,右手持接种针,蘸取少量孢子点种在培养基中心点或呈三角形的三分点,然后盖上平皿盖,始终保持平板底朝上,放于恒温箱中培养,这种方法可避免霉菌孢子散落在培养基上,使菌落生长成一个或三个扇形的典型菌落,便于观察。

(四)真菌菌落特征观察(大培养示教)

观察新型隐球菌、白念珠菌、石膏样小孢子菌和絮状表皮癣菌在沙保弱琼脂培养基上的培养物上菌落的特点(综图5-1~综图5-5)。

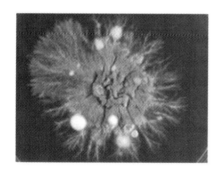
综图 5-1　表皮癣菌

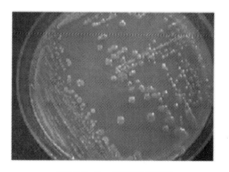
综图 5-2　新型隐球菌

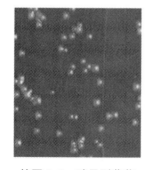
综图 5-3　酵母型菌落

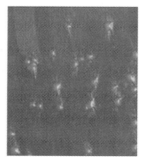
综图 5-4　类酵母型菌落

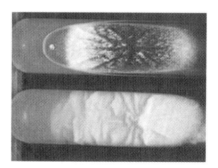
综图 5-5　丝状型菌落(曲霉属)

真菌菌落在形态上可分为以下 3 类。

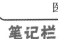

1.**酵母型菌落**　多数单细胞真菌的菌落为酵母型菌落,代表菌为新型隐球菌,其菌落较大呈浅棕色至褐色,表面湿润光滑,边缘整齐。有荚膜真菌的菌落外观黏稠,无荚膜者不黏稠。

2.**类酵母型菌落**　代表菌为白念珠菌,菌落较大,呈白色奶油状,表面湿润光滑。陈旧培养物颜色变深,菌落逐渐变硬或皱褶。因有伸长的芽生孢子与母细胞连接所形成的假菌丝长入培养基内,故称作类酵母型菌落。

3.**丝状型菌落**　为多细胞真菌的菌落特征,又可分为3种:①棉絮状菌落,如絮状表皮癣菌的菌落;②绒毛状及粉末状菌落,如石膏样小孢子菌落;③颗粒状菌落,如毛癣菌属真菌菌落。丝状菌落的共同特点是带有颜色,呈棉絮状、绒毛状、粉末状及颗粒状等,可看到伸向空中的气中菌丝及深入培养基深部的营养菌丝。

综合性实验六
免疫血清的制备

一、实验目的和内容

1. 目的　学习和掌握免疫血清的制备方法,为凝集反应和沉淀反应准备凝集素和沉淀素。

2. 内容　抗大肠杆菌血清(凝集素)的制备;牛血清白蛋白抗血清(沉淀素)的制备。

二、实验材料

(1)体重 2 ~ 3kg 的健康雄家兔、大肠杆菌斜面菌种。

(2)牛血清白蛋白(蛋白含量 1.5 mg/mL)、牛肉膏蛋白胨斜面培养基、0.3% 甲醛液(用 0.85% 生理盐水配制)、75% 酒精棉球、碘酒棉球、消毒干棉球。

(3)细菌比浊标准管、无菌吸管、无菌注射器(5 mL、20 mL)、注射针头(5 号,B19)、无菌试管、装有玻璃珠的无菌血清瓶、解剖用具(解剖台、兔头夹、止血钳、解剖刀、眼科剪刀、镊子、动脉夹等)、双面刀片、丝线、玻璃管、胶管、离心机及无菌离心管、普通冰箱、超净工作台、水浴箱。

三、实验步骤

(一)凝集原与凝集素的制备

1. 凝集原(颗粒性抗原)的制备

(1)取 37 ℃恒温培养 24 h 的牛肉膏蛋白胨大肠杆菌斜面。

(2)每支斜面菌种中加入 5 mL 0.3% 甲醛液,小心地把菌苔洗下制成菌液。

(3)用无菌清洁吸管,吸取以上菌液,注入装有玻璃珠的无菌血清瓶内,振荡 10 ~ 25 min,分散菌块制成菌悬液。

(4)将含菌悬液的血清瓶置于 60 ℃的水浴箱中水浴 1 h,并不时摇动,把细菌杀死。

(5)将菌悬液重新接种至牛肉膏蛋白胨斜面培养基中,37 ℃培养 24 ~ 48 h,如有菌生长,则要在 60 ℃水温中再处理。若无菌生长则进行比浊测定其含菌量。

2. 凝集素的制备

(1)免疫方法:选择 2 ~ 3 kg 健康雄兔,从耳缘静脉采血 2 mL,分离出血清。该血

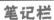

清与准备免疫用的抗原进行凝集反应,以检查有无天然凝集素。如没有或只有极微量时,该动物便可用来免疫。

最常用的免疫途径是耳缘静脉注射。将家兔放在家兔固定箱内,一手轻轻拿起耳朵,用碘酒棉球在耳缘静脉处消毒,然后用酒精棉球涂擦,并用手指轻轻弹几下静脉血管,使其扩张。消毒细菌悬液瓶塞后,用无菌注射器及 5 号针头吸取菌液,沿着静脉平行方向刺入静脉血管,并慢慢注入菌液,注射完毕,用干棉球按压注射处,然后拨出针头,并压迫血管注射处片刻,以防止血液向外溢出。注射时发现注射处隆起,不易推进时,表明针尖不在血管中,应拨出针头,重找位置再注射。有时针尖口被堵塞,菌液推不进去,应及时更换针头。注射途径、剂量和日程安排等视抗原和动物不同而有所不同。大肠杆菌免疫家兔的抗原注射剂量和日程安排如综表6-1所示。

综表6-1　剂量和日程安排

日期	第1日	第2日	第3日	第4日	第5日
注射剂量(mL)	0.2	0.4	0.6	1.0	2.0

(2)试血:通常于最后一次注射后 7 ~ 11 d,从兔耳缘静脉抽取 2 mL 血,分离析出血清,用试管凝集反应测定抗血清效价。效价合格即可大量采血,如效价不高,可继续注射抗原免疫,提高效价。

(3)采血:采血分为心脏采血和颈动脉放血。

1)心脏采血:使免疫家兔仰卧于台上,四肢固定。用左手探明心脏博动最明显处,用碘酒棉球与酒精棉球消毒后,右手握消毒过的 20 mL 注射器和 B19 号针头,在上述部位的肋骨间隙与胸部呈 45°角刺入心脏,微微抽取针筒,此时可发现血液涌入注射器中便可徐徐抽取血液。2.5 kg 家兔一次可取血 20 ~ 30 mL。取血完毕后,用消毒棉球按压进针处迅速拨出针头,进针处用棉球继续压住。并马上将所采的血液注入无菌大试管内,斜放,待血液凝固后,置于 37 ℃ 恒温箱中 30 min,使血清充分析出,然后放入 4 ~ 6 ℃ 冰箱中。

2)颈动脉放血:将免疫家兔固定于兔台上,用少量乙醚麻醉,剪去颈部的毛,然后用碘酒棉球和酒精棉球消毒。沿正中线将颈部皮肤切开到锁骨间,拨开肌膜,暴露出气管,在气管深侧处找到搏动的颈动脉。小心地将颈动脉和迷走神经剥离分开 4 ~ 5 cm,用镊子拉出颈动脉,用丝线扎紧血管的离心端,在血管的向心端用止血钳夹住。然后用眼科剪在丝线与止血钳之间的血管上剪一个"V"形小切口,将弯咀眼科镊自切口插入,使其张开,同时将一小玻管插入,用丝线扎紧,以防玻管脱漏。玻管另一端接入一条胶管,胶管通入大试管(或大离心管)内,然后将止血钳慢慢松开,使血液流入试管,直至动物死亡,无血液流出为止。

(4)抗血清分离与保存:取凝固血液于 4 000 r/min,离心 20 min,获得抗血清(即凝集素)。加入石炭酸或硫柳汞使其浓度分别达到0.5%或0.01%。测定抗血清的效价后,封好瓶口,贴好标签,注明抗血清名称、效价及日期,置冰箱保存备用。

(二)沉淀素的制备

抗原为可溶性抗原(如脂多糖、类毒素或可溶性蛋白等)。通常每千克兔体重注射 2 mg 蛋白,牛血清白蛋白抗原浓度为 1.5 g/L,则 2.5 kg 兔应注射 5 mg 蛋白。免疫方法、采血方法和抗血清(沉淀素)的分离可参照凝集素制备方法,但效价测定则用沉淀反应来测定。

四、注意事项

由于每个动物对免疫反应不同,产生的抗体效分有高有低,所以在制备抗血清时至少免疫两只家兔。如需保留该免疫动物,刚采取心脏直接取血,取血后应从静脉注射等体积的 50% 葡萄糖溶液,经过 2~3 个月的饲养,方可再次免疫。若不保留动物须一次取大量血时,则采用颈动脉放血法。

五、演 示

(1)耳缘静脉注射抗原的方法。
(2)心脏采血的操作过程。

六、实验报告

(1)记录免疫家兔的操作过程及免疫过程中家兔的反应。
(2)实验操作过程的体会。

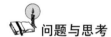 问题与思考

为什么要用经过处理配制的抗原免疫家兔?不经过处理配制的细菌抗原直接免疫家兔是否可以?为什么?

综合性实验七
凝集试验

一、实验目的和内容

1. 目的　学习和掌握用试管凝集试验测定抗血清效价的方法。
2. 内容　①玻片凝集试验。②试管凝集试验。

二、实验材料

含 10 亿个/mL 大肠杆菌的生理盐水菌悬液、大肠杆菌抗血清、生理盐水。载玻片、小试管(1 cm×6.5 cm)、试管架、移液管、吸管、水浴箱。

三、实验步骤

(一)玻片凝集试验

(1)在载玻片两端各滴一滴大肠杆菌悬液。

(2)在一端的菌悬液中加入一滴 1∶10 稀释的大肠杆菌抗血清,另一端悬液加入一滴生理盐水。

(3)将载玻片小心地振动使混合液混匀后静置室温中,数分钟后便可观察抗血清端产生凝集块,而另一端为生理盐水对照。若反应不明显,可放入培养皿中(皿内放入湿滤纸,以保持一定湿度),37 ℃保温 30 min 后观察结果。亦可将载玻片放置显微镜下,凝集块明显可见。

(二)试管凝集试验

1. 抗血清的稀释　抗血清稀释采取对倍稀释法。取干净小试管 10 支,排列在试管架上,依此注明号码,每支试管用移液管加入 0.5 mL 生理盐水。

用移液管吸取 1∶10 稀释的大肠杆菌抗血清 0.5 mL 加入第 1 管,在管内连续吹吸 3 次,使血清与生理盐水充分混合,然后吸取 0.5 mL 加入第 2 管,同样混匀后吸取 0.5 mL 加入第 3 管,依次类推,直至第 9 管,混匀后从第 9 管中吸取 0.5 mL 弃去。第 10 管不加血清作为对照。此时从第 1 管到第 9 管的血清稀释倍数分别 1∶20,1∶40,1∶80,1∶160,1∶320,1∶640,1∶1 280,1∶2 560,1∶5 120。

2. 加入抗原　从第 10 支管开始,由后向前每支管依次加入 0.5 mL 大肠杆菌菌悬液。此时血清稀释倍数相应加大一倍。

3. 抗原-抗体反应　把各管混合液振摇混匀,置 37 ℃水浴箱中水浴 4 h 或在室温中过夜,观察结果。

4. 结果观察与效价判断

(1)生理盐水对照管中的抗原(细菌)应分散,无凝集块沉淀而呈混浊菌悬液。

(2)试验管如有凝集,管底可见到凝集块。液体上部澄清、半澄清或混浊度降低,管底凝集块轻摇即浮起,呈片块状。

(3)凝集强弱的判断(以"+"表示):

++++:很强,表示细菌完全凝集,凝集块完全沉于管底,菌液澄清。

+++:很强,表示细菌绝大部分凝集,凝集块小沉于管底,菌液有轻微混浊。

++:中等强度,表示细菌部分凝集沉于管底,凝集块呈颗粒状,菌液半澄清。

+:弱,表示细菌少数凝集,菌液混浊。

-:不凝集,菌液混浊与生理盐水对照管同。

血清的效价就是呈现 50% 凝集(即"++"反应)的最高血清稀释倍数。

5. 注意事项

(1)所用载玻片、试管、移液管等用具均应干净。

(2)在血清对倍稀释过程中,力求准确。一是防止液体溢出管外,二是在连续吸 3 次混匀液体时,第 2 次吸入移液管中的液体高度不能低于第 1 次,最好是每一稀释度换一支洗净的移液管。

(3)试管水浴或静置后,观察前不宜摇动振荡,以免影响实验结果的准确性。

6. 演示

(1)对倍稀释过程。

(2)玻片凝集的显微示范镜,观察凝集块。

7. 实验报告

(1)记录玻片凝集试验结果,试比较血清端与生理盐水端结果的不同,并解释其原因。

(2)抗血清的效价测定结果:①抗血清效价测定结果见综表 7-1。②确定抗血清的效价。

综表 7-1　抗血清效价测定结果

试管	1	2	3	4	5	6	7	8	9	0
最后血清										
稀释倍数										
凝集强弱										

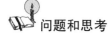 问题和思考

(1)为什么取"++"的抗血清最高稀释倍数作为抗血清的效价?

(2)在试管凝集试验中,有否出现不正常现象?并分析其原因。

笔记栏

(三)肥达试验

肥达试验通常用已知的伤寒杆菌"O""H"菌液和甲、乙型副伤寒杆菌"H"菌液与患者血清做定量凝集试验(试管法),以检测患者血清中有无相应抗体存在,根据抗体含量多少及增长情况用于伤寒、副伤寒病的辅助诊断。

1. 材料

(1)待检可疑伤寒患者血清(1:10稀释)。

(2)诊断菌液:伤寒杆菌"O"(O),伤寒杆菌"H"(OH),甲型副伤寒杆菌"H"(PA),乙型副伤寒杆菌"H"(PB)。

(3)生理盐水。

(4)吸管、小试管等。

2. 方法　本实验4人一组,每人取6只小试管,排成1列,计4列为一完整实验。分别标明每列管号和诊断菌液如"O""OH""PA""PB"。按综表7-2先向每管加生理盐水0.5 mL,再加10倍稀释患者血清0.5 mL于第1管,做顺序的等倍稀释,最后加入等量的诊断菌液,充分混匀,置37 ℃2~4 h,再放室温24 h后观察结果。

综表7-2　肥达试验

试管	1	2	3	4	5	6
生理盐水(mL)	0.5	0.5	0.5	0.5	0.5	0.5
病理血清10倍稀释(mL)	0.5↘	0.5↘	0.5↘	0.5↘	0.5↘	(0.5→弃去)
诊断菌液(mL)	0.5	0.5	0.5	0.5	0.5	0.5

3. 结果观察

(1)观察前切勿摇动试管,以免凝块分散。先看对照组,此管应无凝集现象,管内溶液仍呈混浊状态(但如放置时间较长,细菌自然下沉于管底,上清液也呈透明,轻轻摇动即呈现混浊状)。

(2)实验管自第1管看起,如有凝集(阳性反应)时则于管底呈圆片状、边缘不整齐的凝集物,轻轻摇动,可见凝块或颗粒浮起,上清透明或有不同程度的混浊。其凝集的强弱可用"+"号表示:

++++:细菌全部凝集,液体澄清,有大片状,边缘不整齐的凝集块。

+++:细菌绝大部分凝集,液体有轻度混浊,凝集块较小些。

++:细菌部分沉淀于管底,液体半澄清,凝集块呈颗粒状。

+:细菌仅少量凝集,液体混浊。

-:不凝集,液体混浊与对照管相似。

(3)记录结果并判定凝集效价。通常以能产生明显凝集(++)的血清最大稀释倍数作为该血清的凝集效价(综表7-3)。

(4)最后,可轻轻振荡各管,观察凝块的状态。对照管沉淀的细菌在摇振时呈"烟雾状"升起,随即消散,呈均匀混浊。"H"菌液的凝块疏松呈棉絮状,轻摇即升起,容易摇碎。"O"菌液凝块较致密,呈小块状,不太容易摇碎。

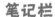

综表7-3 肥达试验结果记录

试管 （血清稀释度）	1 （1∶40）	2 （1∶80）	3 （1∶160）	4 （1∶320）	5 （1∶640）	6 （盐水对照）
伤寒杆菌"H"						
伤寒杆菌"O"						
甲型副伤寒杆菌"H"						
乙型副伤寒杆菌"H"						

4.结果分析

(1)首先应了解当地正常人效价,一般凝集效价超过正常凝集效价才有诊断意义。

(2)曾接种过伤寒菌苗者,血清中含有凝集素。由于"H"凝集素在血内保持时间较久,"O"凝集素较短,所以曾注射菌苗者"O"凝集效价在诊断上比较重要。

(3)真正的伤寒患者"O"凝集素出现常较"H"凝集素为早,存在于血清内时间较短;"H"凝集素产生较慢但效价较高,存在时间较长,可达数年。

(4)过去曾接种过伤寒菌苗或患过伤寒病,近期又感染流感或布鲁菌病时,可产生高效价的"H"凝集素及较低的"O"凝集素,此种反应称为非特异回忆反应,其他如结核病、败血症、斑疹伤寒、肝炎等也可出现类似反应。

(5)确诊为伤寒的患者中,约有10%肥达试验始终为阴性,故阴性结果不能完全排除伤寒的诊断。

(6)采血时间不同,肥达试验的阳性率也不同,发病第一周50%,第二周80%,第四周90%以上。恢复期凝集价最高,以后逐渐下降。一般以双份血清(急性期和恢复期)对比,凝集效价有明显上升者作为新近感染的指征。

综合性实验八
乙型肝炎病毒的血清学检测法

乙型肝炎病毒目前培养困难,临床主要测定乙型肝炎病毒的各种抗原和抗体做辅助诊断。实验室常用琼脂双向扩散试验、对流免疫电泳试验及反向间接血凝试验。目前临床上多用固相酶联免疫吸附试验(enzyme linked immunosorbent assay,ELISA)。

一、琼脂双向扩散试验

1. 原理 可溶性 HBsAg 和相应抗 HBs 抗体在电解质琼脂凝胶中,从加样孔各自向四周扩散,当抗原、抗体在比例适当处,则形成白色沉淀线。

2. 材料 1.5% 盐水、抗-HBs 血清,待检标本:人血清、载玻片、微量加液器、打孔器(直径 3 mm)、注射针头等。

3. 方法

(1)制备琼脂板和打孔。

(2)加样:中心孔加抗-HBs 血清,12 点和 6 点孔加 HBsAg 作为阳性对照,其余各孔加待检血清。

(3)置有盖湿盒内 37 ℃ 24~48 h 观察结果。

4. 结果 中心孔与阳性对照孔之间有一白色沉淀线,其余孔若亦如此且与阳性对照沉淀线端点相连则判为阳性。

二、对流免疫电泳

1. 原理 抗原、抗体在电场作用下,向相反电极移动。抗原、抗体在两孔间相遇,则形成肉眼可见的白色沉淀线。

2. 材料

(1)0.01 M pH 值 8.6 的三羟甲基氨基甲烷(trihydroxymethyl aminomethane,Tris)缓冲液[称取 NaCl 5.84 g、Tris 1.21 g、乙二醇四乙酸(ethylenediaminetetraacetic acid,EDTA)0.29 g 加蒸馏水至 1 000 mL,加 NaN_3 防腐]。制琼脂板用。

(2)0.05 M pH 值 8.6 的巴比妥钠 HCl 缓冲液(称取巴比妥钠 10.3 g,0.25 NHCl 38.2 mL,加蒸馏水至 1 000 mL)。制电泳槽缓冲液。

(3)抗-HBs 血清、待检人血清。

(4)1% 琼脂糖。

(5)电泳仪、电泳槽等。

笔记栏

3.方法

（1）制琼脂板。

（2）加样：将抗-HBs血清加靠近阳极孔，待检血清加靠阴极孔，其中1个孔加已知HBsAg血清作为阳性对照。

（3）电泳：琼脂板平放，加抗体孔靠阳极玻片两端用浸了电泳缓冲液的滤纸搭桥紧贴。稳电压下，按3~4 mA/cm计，注意不宜过大。电泳45~60 min后观察结果。

4.结果　阳性对照的两孔间有白色沉淀线，待检血清孔与抗血清孔间有白色沉淀线出现，判为阳性。

三、反向间接血凝试验

1.原理　以戊二醛、甲醛处理绵羊红细胞，使红细胞表面阳离子化。在pH值4.0的条件下纯化的抗-HBs的IgG可吸附在这种红细胞上，红细胞成为抗体的载体，此即致敏红细胞。致敏红细胞表面的IgG遇到HBsAg时两者特异性结合，使红细胞被动凝集。因此，红细胞的凝集与否可用来判断待检标本中是否有HBsAg。通常用抗原致敏红细胞以检测抗体，称为被动血凝试验。现在用抗体致敏红细胞以检测抗原故称为反向间接血凝试验。

2.材料　①抗-HBs致敏的红细胞。②稀释剂：生理盐水。③"V"形或"U"形微量血凝板。④毛细滴管（每滴液体约0.025 mL）。⑤待检血液。⑥无菌针头、乙醇、碘酒、无菌干棉球、小试管。

3.方法

（1）取小试管1支，用毛细滴管加入生理盐水7滴。

（2）无菌法取耳血2滴，置于盛生理盐水小试管中。

（3）将小试管置离心机内1 500~2 000 r/min离心5 min，使红细胞沉淀。此时，血清稀释度为1：8。

（4）用蜡笔将"U"形血凝板标记稀释倍数（1：8,1：16,1：32,1：64）及对照孔（红细胞对照），取另一只毛细滴管从第二孔开始，每孔加一滴生理盐水（第一孔不加）。

（5）用这支毛细滴管吸取1：8稀释的血清于第1、2孔内各加1滴，第二孔（1：16）反复吹吸三次后取一滴加至第三孔（1：32），逐倍稀释至1：64孔内，然后吸出一滴，同毛细滴管一起置于消毒缸内，红细胞对照孔不加血清。

（6）在致敏血清安瓿中加2 mL稀释液，轻轻摇匀，红细胞浓度即为2.5%。取另一只毛细滴管吸取2.5%致敏红细胞从对照孔开始每孔加一滴。

（7）将血凝板置于桌面上轻轻振摇数次。放室温30 min~1 h，观察结果。

3.结果　先看红细胞对照孔，如无凝集现象出现，即可观察各实验孔。根据红细胞凝集程度可判定为"++++""+++""++""+"等程度。各孔均无凝集现象者为阴性反应，终点1：16以上为阳性（1：8,1：16两孔均"++"~"++++"的凝集反应则判定为HBsAg阳性）。每次实验应设置已知阴性血清及阳性血清对照，方法同上。任何对照孔如出现异常凝集现象，实验结果即不足为信，应找出差错原因，重做实验。

四、固相酶联免疫吸附试验

1.原理　采用双抗体夹心法,将特异性抗-HBs 吸附于固相载体表面,当加入待检血清中相应的 HBsAg 时,结合形成 Ag-Ab 复合物,加入过氧化物酶标记的抗-HBs 酶结合物,有酶相应底物存在情况下,产生颜色变化,用肉眼判读或酶标仪测定结果。

2.材料

(1)包被液:0.2 M pH 值 9.6 的碳酸盐缓冲液。

(2)洗涤液:0.02 M pH 值 7.4 的 PBS-Tween20(0.05%)液。

(3)酶结合物:用辣根过氧化物酶标记的抗-HBs。

(4)酶抗体稀释液:0.01 M pH 值 7.4 的 PBS-Tween20(0.05%)液。

(5)酶底物液:邻苯二胺 10 mg 溶于 pH 值 5.0 的磷酸盐-柠檬酸缓冲液 25 mL 中,临用前加入 30% H_2O_2 12 mL。新鲜配制,避光。

(6)中止液:2 M H_2SO_4。

(7)待检血清、阳性血清、阴性血清。

(8)聚苯乙烯微量板、微量移液器、吸头等。

3.方法

(1)包被:用包被液稀释抗-HBs 为 50 mg/L,加入微量板 100 μL/孔,置 40 ℃过液后,用洗涤液洗 3 次,每次 3~5 min。

(2)加样:加入稀释为 1/50 的待检血清 100 mL/孔每个标本做 2 孔,同时做阳性、阴性和空白对照,置 37 ℃ 2 h 后洗涤 3 次。

(3)加酶结合物:加入经适当稀释的酶结合物 100 μL/孔,置 37 ℃ 2 h 后洗涤 3 次。

(4)加底物液 100 μL/孔,避光置于 37 ℃ 20~30 min。

(5)中止反应:加 1 滴/孔中止液。

4.结果　肉眼判读时,待测孔颜色与阴性对照一样或更浅,判为阴性。若明显加深,呈黄棕色,判为阳性。用酶标仪检测时,P/N 值>2.1 为阳性,<2.1 为阴性。P 为被检标本 OD 值,N 为阴性对照 OD 值(综表 8-1)。

综表 8-1　HBV 抗原、抗体系列检测结果与临床意义

HBsAg	HBeAg	抗-HBs	抗-HBe	抗-HBc	结果分析
+	−	−	−	−	HBV 感染或无症状携带者(表阳)
+	+	−	−	−	急性或慢性乙型肝炎,或无症状携带者
+	+	−	−	+	急性或慢性乙型肝炎(传染性强,"大三阳")
+	−	−	+	+	急性感染趋向恢复("小三阳")
−	−	+	+	+	既往感染恢复期
−	−	+	+	−	既往感染恢复期

续综表 8-1

HBsAg	HBeAg	抗-HBs	抗-HBe	抗-HBc	结果分析
−	−	−	−	+	既往感染或"窗口期"
−	−	+	−	−	既往感染或接种过疫苗
−	−	+	−	+	既往感染仍有免疫力,非典型性恢复期
+	−	−	−	+	急性 HBV 感染或 HBsAg 慢性携带者,传染性弱
−	−	−	+	+	既往感染恢复期
+	−	−	+	−	急性 HBV 感染趋向恢复或 HBsAg 慢性携带者,多转阴
+	−	+	−	+	亚临床型 HBV 感染早期
+	−	+	−	−	亚临床型 HBV 感染早期,不同亚型 HBV 再感染
+	−	+	+	−	亚临床型或非典型感染
−	+	−	+	+	急性 HBV 感染中期
−	+	−	−	+	非典型性急性感染
−	+	+−	−	−	非典型性或临床 HBV 感染
−	−	−	+	−	急慢性 HBV 感染,趋向恢复

第六篇　创新性实验

创新性实验一

　　根据所学专业知识,设计检测外毒素的毒性作用和抗毒素抗体中和外毒素的毒性作用方法。并通过实验获得正确可靠的结果。

创新性实验二

对一位 20 岁扁桃体肿大、关节痛、蛋白尿患者,利用所学知识,设计检测方案,进行检测,根据检测结果做出正确诊断。

附录

附录一
微生物学实验室常用的器皿

微生物学实验所用的器皿,大多要进行消毒、灭菌和用来培养微生物,因此对其质量、洗涤和包装方法均有一定的要求。玻璃器一般要求硬质玻璃,才能承受高温和短暂烧灼而不致破裂;玻璃器皿的游离碱含量要少,否则会影响培养基的酸碱度,玻璃器皿的形状和包装方法要求能防止污染杂菌为准;洗涤玻璃器皿的方法不当也会影响实验的结果。目前国外微生物学实验室中,有些玻璃器皿(如培养皿、吸管等)已被一次性塑料制品所代替,但玻璃器皿仍是重要的实验室用具。本节将主要对玻璃器皿做详细介绍,同时也对接种或转移微生物的工具等做相应的说明。

(一)器皿的种类、要求与应用

1.试管　微生物学实验室所用玻璃试管,其管壁必须比化学实验室用的厚些,这样在塞棉花塞时,管口才不会破损。试管的形状要求没有翻口,不然,微生物容易从棉塞与管口的缝隙间进入试管而造成污染,也不便于盖试管帽。有的实验要求尽量减低蒸发试管内的水分,则需要使用螺口试管,盖以螺口胶木帽或塑料帽。培养细菌一般用金属(例如铝)帽或棉塞,也有的用泡沫塑料塞。

试管的大小可根据用途的不同,准备下列三种型号:①大试管(约 18 mm× 180 mm),可盛倒平板用的培养基,亦可作为制备琼脂斜面用(需要大量菌体时用)和盛液体培养基用于微生物的振荡培养;②中试管[约(13～15) mm×(100～150) mm],盛液体培养基培养细菌或作琼脂斜面用,亦可用于细菌、病毒等的稀释和血清学试验;③小试管[(10～12) mm×100 mm],一般用于糖发酵或血清学试验,和其他需要节省材料的试验。

2.德汉氏小管　观察细菌在糖发酵培养基内产气情况时,一般在小试管内再套一倒置的小套管(约 6 mm×36 mm)。此小套管即为德汉氏小管,又称发酵小套管。

3.小塑料离心管　又称 Eppendorf 管。有 1.5 mL 和 0.5 mL 两种型号,主要用于微生物分子生物学实验中,小量菌体的离心、DNA(或 RNA)分子的检测、提取等。

4.吸管

(1)玻璃吸管和吸气器:①玻璃吸管,微生物学实验室一般要准备 1.5 mL,10 mL 的刻度玻璃吸管。这种吸管一般有两种类型,一种称之为血清学吸管,这种吸管刻度指示的容量包括管尖的液体体积,使用时要将所吸液体吹尽;另一种类型称之为测量

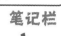

吸管,这种吸管刻度指示的容量不包括管尖的液体体积,使用时不能将所吸液体吹尽,而是到达所设计的刻度为止。除有刻度的吸管外,有时需用不计量的毛细吸管,又称滴管来吸取动物体液和离心上清液以及滴加少量抗原、抗体等。②吸气器,在使用刻度玻璃吸管时,一般可采用几种不同的吸气器。使用时,将吸管插入吸气器下端,通过旋动转盘键或按压中的不同部分,或按图中的键来吸取或释放液体。如果用嘴吸,则一定要在吸管上端塞有棉花。用刻度吸管量取液体的体积时,以液体的凹面为准。

(2)微量吸管:微量吸管又称微量加样器,主要用来吸取微量的液体,规格型号很多,每个微量吸管在一定范围内可调节几个体积,并都标有使用范围,例如 0.5 ~ 10 μL,2 ~ 10 μL,10 ~ 100 μL,100 ~ 1 000 μL 等。使用时要注意以下几点。①将合适大小的塑料嘴牢固地套在微量吸管的下端;②旋动调节键,使数字显示器上显示出所需要吸取的体积;③用大拇指按下调节键,并将吸嘴插入体液中;④缓慢放松调节键,使液体进入吸嘴,并将其移至接收试管中;⑤按下调节键,使液体进入接收管;⑥按下排除键,以去掉用过的空吸嘴或直接用手取下吸嘴。

除了可调的微量吸管外,也有不可调的,即一个吸管只固定一种体积。因应用范围受到限制,所以一般用得较少。

5.培养皿　常用的培养皿,皿底直径 90 mm,高 15 mm,皿底皿盖均为玻璃制成,但有特殊需要时,可使用陶器皿盖,因其能吸收水分,使培养基表面干燥。例如测定抗生素生物效价时,培养皿不能倒置培养,则用陶器皿盖为好。

在培养皿内倒入适量固体培养基制成平板,可用于分离、纯化、鉴定菌种,活菌计数以及测定抗生素、噬菌体的效价等。

6.三角烧瓶与烧杯　三角烧瓶有 100 mL,250 mL,500 mL 和 1 000 mL 等不同的大小,常用来盛无菌水、培养基和振荡培养微生物等。常用的烧杯有 50 mL,100 mL,250 mL,500 mL 和 1 000 mL 等,用来配制培养基与各种溶液等。

7.注射器　一般有 1 mL,2 mL,5 mL,10 mL,20 mL,25 mL 不同容量的注射器。注射抗原于动物体内可根据需要使用 1 mL,2 mL 和 5 mL 的;抽取动物心脏血或绵羊静脉血可采用 10 mL,20 mL,50 mL 的。

微量注射器有 10 mL,20 mL,50 mL,100 mL 等不同的型号。一般在免疫学或纸层析,电泳等实验中滴加微量样品时应用。

8.载玻片与盖玻片　普通载玻片大小为 75 mm×25 mm,用于微生物涂片、染色、做形态观察等。盖玻片为 18 mm×18 mm。凹玻片是在一块较厚玻片的当中有一圆形凹窝,做悬滴观察活细菌以及微室培养用。

9.双层瓶　由内外两个玻璃瓶组成,内层小锥形瓶放香柏油,供油镜头观察微生物时使用,外层瓶盛放二甲苯,用以擦净油镜头。

10.滴瓶　用来装各种染料、生理盐水等。

11.接种工具　接种工具有接种环、接种针、接种钩、接种铲、玻璃涂布器等。制造环、针、钩、铲的金属可用铂或镍,原则是软硬适度,能经受火焰反复烧灼,又易冷却。接种细菌和酵母菌用接种环和接种针,其铂丝或镍丝的直径以 0.5 mm 为适当,环的内径约 2 ~ 4 mm,环面应平整。

接种某些不易和培养基分离的放线菌和真菌,有时用接种钩或接种铲,其丝的直径要粗一些,约 1 mm。用涂布法在琼脂平板上分离单个菌落时需用玻璃涂布器,是将玻棒弯曲或将玻棒一端烧红后压扁而成。

(二)玻璃器皿的清洗方法

清洁的玻璃器皿是实验得到正确结果的先决条件,因此,玻璃器皿的清洗是实验前的一项重要准备工作。清洗方法根据实验目的、器皿的种类、所盛的物品、洗涤剂的类别和粘污程度等的不同而有所不同。现分述如下:

1. 新玻璃器皿的洗涤方法　新购置的玻璃器皿含游离碱较多,应在酸溶液内先浸泡数小时。酸溶液一般用2%的盐酸或洗涤液浸泡后用自来水冲洗干净。

2. 使用过的玻璃器皿的洗涤方法

(1)试管、培养皿、三角烧瓶、烧杯等可用瓶刷或海绵沾上肥皂或洗衣粉或去污粉等洗涤剂刷洗,然后用自来水充分洗涤干净。热的肥皂水去污能力更强,可有效地洗去器皿上的油污。洗衣粉和去污粉较难冲洗干净而常在器壁上附有一层微小粒子,故要用水多次甚至10次以上充分冲洗,或可用稀盐酸摇洗一次,再用水冲洗,然后倒置于铁丝框内或有空心格子的木架上,在室内晾干。急用时可盛于框内或搪瓷盘上,放烘箱内烘干。

玻璃器皿经洗涤后,若内壁的水均匀分布成一薄层,表示油垢完全洗净,若挂有水珠,则还需用洗涤液浸泡数小时,然后再用自来水充分冲洗。

装有固体培养基的器皿应先将其刮去,然后洗涤。带菌的器皿在洗涤前先浸在2%煤酚皂溶液(来苏尔)或0.25%新洁尔灭消毒液内24 h或煮沸0.5 h,再用上法洗涤。带病原菌的培养物应先行高压蒸汽灭菌,然后将培养物倒去,再进行洗涤。

盛放一般培养基用的器皿经上法洗涤后,即可使用,若须精确配制化学药品,或做科研用的精确实验,要求自来水冲洗干净后,再用蒸馏水淋洗3次,晾干或烘干后备用。

(2)玻璃吸管:吸过血液、血清、糖溶液或染料溶液等的玻璃吸管(包括毛细吸管),使用后应立即投入盛有自来水的量筒或标本瓶内(量筒或标本瓶底部应垫以脱脂棉花,否则吸管投入时容易破损),免得干燥后难以冲洗干净,待实验完毕,再集中冲洗,若吸管顶部塞有棉花,则冲洗前先将吸管尖端与装在水龙头上的橡皮管连接,用水将棉花冲出,然后再装入吸管自动洗涤器内冲洗,没有吸管自动洗涤器的实验室可用冲出棉花的方法多冲洗片刻。必要时再用蒸馏水淋洗。洗净后,放搪瓷盘中晾干,若要加速干燥,可放烘箱内烘干。

吸过含有微生物培养物的吸管亦应立即投入盛有2%煤酚皂溶液或0.25%新洁尔灭消毒液的量筒或标本瓶内,24 h后方可取出冲洗。吸管的内壁如果有油垢,同样应先在洗涤液内浸泡数小时,然后再行冲洗。

(3)载玻片与盖玻片:用过的载玻片与盖玻片如滴有香柏油,要先用皱纹纸擦去或浸在二甲苯内摇晃几次,使油垢溶解,再在肥皂水中煮沸5~10 min,用软布或脱脂棉花擦拭,立即用自来水冲洗,然后在稀洗涤液中浸泡0.5~2 h,自来水冲去洗涤液,最后用蒸馏水换洗数次,待干后浸于95%乙醇中保存备用。使用时在火焰上烧去乙醇,用此法洗涤和保存的载玻片和盖玻片清洁透亮,没有水珠。

检查过活菌的载玻片或盖玻片应先在2%煤酚皂溶液或0.25%新洁尔灭溶液中浸泡24 h,然后按上述洗涤与保存。

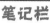

笔记栏

（三）空玻璃器皿的包装

1. 培养皿的包装　培养皿常用旧报纸密密包紧，一般以 5~8 套培养皿作为一包，少于 5 套工作量太大，多于 8 套不易操作。包好后行干热或湿热灭菌，如将培养皿放入金属（不锈钢）筒内进行干热灭菌，则不必用纸包，金属筒有一圆筒形的带盖外筒，里面放一装培养皿的带底框架，此框架可自圆筒内提出，以便装取培养皿。

2. 吸管的包装　准备好干燥的吸管，在距其粗头顶端约 0.5 cm 处，塞一小段约 1.5 cm 长的棉花，以免使用时将杂菌吹入其中，或不慎将微生物吸出管外。棉花要塞得松紧恰当（过紧吹吸液体太费力；过松吹气时棉花会下滑），然后分别将每支吸管尖端斜放在旧报纸条的近左端，与报纸约呈 45°角，并将左端多余的一段纸覆折在吸管上，再将整根吸管卷入报纸，右端多余的报纸打一小结。如此包好的很多吸管可再用一张大报纸包好，进行干热灭菌。

如果有装吸管的筒或不锈钢筒，亦可将分别包好的吸管一起装入筒内，进行灭菌；若预计一筒灭菌的吸管可一次用完，亦可不用报纸包而直接装入筒内灭菌，但要求吸管尖朝筒底，粗端在筒口，使用时，将筒卧放在桌上，用手持粗端抽出。

3. 试管和三角烧瓶等的包装　试管管口和三角烧瓶瓶口塞以棉花塞或泡沫塑料塞，然后在棉花塞与管口和瓶口的外面用二层报纸与细线包扎好（如果能用铝箔则更好，可省去用线扎且效果好）。进行干热或湿热灭菌，试管塞好塞子后也可一起装在铁丝篓中，用大张报纸或铝箔将一篓试管口做一次包扎，包纸的目的在于保存期避免灰尘浸入。

空的玻璃器皿一般用干热灭菌，若用湿热灭菌，则要多用几层报纸包扎，外面最好加一层牛皮纸或铝箔。

附录二
常用的计量单位

一、长　度

单位名称	英文名称	单位符号	换算
厘米	centimeter	cm	
毫米	millimeter	mm	10^{-1} cm
微米	micrometer	μm	10^{-4} cm 或 10^{-3} mm
纳米	nanometer	nm	10^{-7} cm 或 10^{-3} μm
皮米	picrometer	pm	10^{-10} cm 或 10^{-3} nm

二、重　量

单位名称	英文名称	单位符号	换算
千克(公斤)	kilogram	kg	
克	gram	g	10^{-3} kg
毫克	milligram	mg	10^{-6} kg 或 10^{-3} g
微克	microgram	μg	10^{-9} kg 或 10^{-3} mg
纳克	nanogram	ng	10^{-12} kg 或 10^{-3} μg
皮克	picrogram	pg	10^{-15} kg 或 10^{-3} ng

三、容　量

单位名称	英文名称	单位符号	换算
升	liter		L
毫升	milliliter	mL	10^{-3} L
微升	microliter	μL	10^{-6} L 或 10^{-3} mL

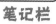

四、摩尔数与摩尔浓度表示法

名称			浓度单位	
中文	英文	单位符号	符号	换算
摩尔	mole	mol	mol/L	
毫摩尔	milimole	mmol	mmol/L	10^{-3} mol/L
微摩尔	μicromole	μmol	μmol/L	10^{-6} mol/L 或 10^{-3} mmol/L
纳摩尔	nanomole	nmol	nmol/L	10^{-9} mol/L 或 10^{-3} μmol/L
皮摩尔	picromole	pmol	pmol/L	10^{-12} mol/L 或 10^{-3} nmol/L

笔记栏

附录三
酚的重蒸馏与酚的饱和

一、酚的重蒸馏

(1)在通风橱内安装固定好蒸馏装置。

(2)65 ℃水浴中,将固体酚溶解,若加10%的水(2 kg 酚加200 mL水)可加速酚溶解。

(3)用漏斗将已溶解的2 kg 酚倒入蒸馏瓶中,加入50颗沸石。

(4)将石棉布缠绕蒸馏瓶上颈的上端,开始加热,通过变压器调节加热效力。

(5)在120 ℃时,蒸馏冷凝管中流出较混浊的液体弃之。

(6)到160 ℃时,出现清澈的液体酚,开始收集,维持加热,保持温度不超过180 ℃。

(7)当蒸馏瓶中剩下约100 mL酚时,停止加热,逐渐冷却。要小心,蒸馏残留物易爆炸。

(8)停止蒸馏后,拆除装置,将残留物倒掉,用热水洗刷瓶底的残渣,然后用乙醇洗净。蒸馏的酚以200 mL一瓶进行分装,-20 ℃保存,可在几年内保证酚无氧化。

二、酚的饱和

(1)从低温冰箱中取出重蒸酚后,室温放置一段时间,移至68 ℃水浴中溶化,勿立即放入68 ℃水浴中,以免玻璃炸裂。

(2)加8-羟基喹啉至终浓度为0.1%,溶解混匀,此时溶液呈淡黄色,小心将酚倒入分液漏斗中。

(3)加入等体积的1 mol/L Tris-HCl(pH值8.0)缓冲液,立即加盖,激烈振荡,并加入固体Tris摇匀调pH值(一般是100 L加1~2 g固体Tris)静置分层后,测下层酚相的pH值7.6~7.8,收集下层的黄色酚液,分装于棕色试剂瓶中。

(4)加入10%的缓冲液(0.1 mol/L Tris-HCl,pH值8.0)覆盖在酚液的表面,置4 ℃可保存1个月以上。

附录四
洗涤液的配制与使用

1.洗涤液的配制　洗涤液分浓溶液与稀溶液两种,配方如下:

(1)浓溶液:重铬酸钠或重铬酸钾(工业用)50 g,自来水150 mL,浓硫酸(工业用)800 mL。

(2)稀溶液:重铬酸钠或重铬酸钾(工业用)50 g,自来水850 mL,浓硫酸(工业用)100 mL。

配法都是将重铬酸钠或重铬酸钾先溶解于自来水中,可慢慢加温,使溶解,冷却后缓缓加入浓硫酸,边加边搅动。配好后的洗涤液应是棕红色或橘红色,储存于有盖容器内。

2.原理　重铬酸钠或重铬酸钾与硫酸作用后形成铬酸。铬酸的氧化能力极强,因而此液具有极强的去污作用。

3.使用注意事项

(1)洗涤液中的硫酸具有强腐蚀作用,玻璃器板浸泡时间太长,会使玻璃变质,因此切忌到时忘记将器板取出冲洗。其次,洗涤液若玷污衣服和皮肤应立即用水洗,再用苏打水或氨液洗。如果溅在桌椅上,应立即用水洗去或湿布抹去。

(2)玻璃器板投入前,应尽量干燥,避免洗涤液稀释。

(3)此液的使用仅限于玻璃和瓷质器板,不适用于金属和塑料器板。

(4)有大量有机质的器板应先行擦洗,然后再用洗涤液,这是因为有机质过多,会加快洗涤液失效。此外,洗涤液虽为很强的去污剂,但也不是所有的污迹都可清除。

(5)盛洗涤液的容器应始终加盖,以防氧化变质。

(6)洗涤液可反复使用,但当其变为墨绿色时即已失效,不能再用。

笔记栏

附录五

尸体剖验

一、尸检的目的和意义

病理剖检技术是病理学的一种重要研究方法。通过尸体解剖观察病死者各器官的病理变化,找出其主要病变并判断死亡原因,从而检验临床诊断的准确性,提高医疗质量,也可为医学教育提供典型标本。用现代方法对尸体解剖材料进行研究,可以丰富病理解剖学内容,并为临床诊断、治疗及预防疾病提供更多的依据;同时也能及时发现、确诊某些新发现的传染病、地方病和流行病。此外,尸体解剖还是解决医疗纠纷和法律案件的一种重要手段。因此,大力开展和普及尸体解剖工作具有非常重要的意义。

二、尸体解剖室及其基本设施

尸体解剖室应设在光线充足、空气流通、尸体搬运方便的地方。一般应独立建筑,也可与停尸间接近或连通。解剖室房子宜高不宜矮,解剖室外应设消毒池。解剖室内禁用风扇,以免细菌扩散。解剖室内应设尸体解剖台,台四周边缘略高,台一边刻上尺度,台另一端安装自来水管。还应安装紫外线灯,供解剖后消毒使用。解剖常用器械包括刀类、剪类、镊子、钳子、头颅固定器、铁锤、锯、骨凿、探针等。

三、尸体解剖前的准备工作

尸体解剖一般是由临床根据需要提出的,也可由公安或司法部门根据案情需要提出,亦可由医疗行政部门为解决医疗纠纷提出,并征得死者家属或其所在单位负责人签字同意,必要时摄影记录。填写尸检申请单,以供解剖、分析死因和做病理诊断时参考。尸体解剖应由各级医院的病理科、法医负责进行。病理医师根据家属及其单位领导的要求做全面或部分解剖。尸体解剖一般应在患者死后至少 2 h 后进行,但为了特殊科学研究目的或在某些烈性传染病流行期间,为早期诊断以便进行预防措施,也可提前进行,但必须有 2 名以上医师对尸体进行死亡检验,做出确实的死亡诊断并签字证明。

实施尸体解剖的医师必须认真负责,态度严肃。对于解剖的尸体必须保证完整、清洁,解剖完毕后应将尸体缝合整齐、穿上衣服,同时进行必要整容,送入停尸间。

四、尸体解剖的注意事项

尸体解剖目的是要在尸检过程中发现病变,明确死亡原因,因此要求尸体解剖做到既准确又没有遗漏,这样才有利于做出病理诊断。有些相关联脏器,在未检查清楚各脏器间的关系及病变前,不能将它们分离;而有些病例在发现病变后,脏器也不能分离。各脏器做切面检查前,应先称其重量,否则流掉血液,重量就不真实准确。解剖者执刀及持剪均需稳定。刀切脏器或组织时应借助执刀之手的关节运动,不可用腕力。切脏器时,刀须着水,以避免撕破或粘连组织。切时应自前向后拉,不可自上向下压,否则组织将被压裂或变形;应一刀切开,不可拉锯式切开,否则切面参差不齐。为利于检查和制作标本之用,检查脏器切面尽量不用水冲洗,以免改变脏器固有颜色,必要时可用拧干的湿布轻轻擦拭。观察内膜不可用手拭擦,以免损伤内皮细胞或黏膜上皮。

尸体解剖所用的器械、工具、工作衣等用后必须彻底严格消毒。检查出的各种结石应保存于干燥、洁净的容器中,以备必要时使用;各种提取物均要标明取材部位、时间、死者姓名等。

五、尸体解剖的方法和记录

(一)体表检查

1. 全身状态检查　根据尸检申请单,首先校对尸体姓名、年龄、性别,以免错解尸体,再测身长、体重,检查发育情况、营养状况、皮肤颜色、有无出血、水肿、外伤及所在部位和大小等。身体各部分情况的检查如同临床检查患者一样,依次从头到足。检查头发的长度、颜色、有无脱发,头皮有无外伤,颅骨有无骨折,五官是否有出血和分泌物,结膜有无黄染、充血、出血,角膜有无混浊,瞳孔是否等大,牙齿是否脱落,口唇是否青紫;腮腺和甲状腺是否肿大,颈部、锁骨上、腋窝、腹股沟等浅表淋巴结是否肿大,胸廓平坦或隆起、左右是否对称、有无肿块,腹部是否膨隆,脐周静脉是否曲张,检查外生殖器有无病变、畸形及分泌物,四肢有无损伤、水肿及瘢痕等。

2. 死亡特征的检查　在剖检前明确死亡特征,即尸冷、尸僵、尸斑及尺体腐败现象等。

(1)尸冷:死后尸体的体温由于新陈代谢的停止逐渐下降而冷却,称为尸冷。影响尸冷的因素很多,尸冷的程度和发生的速度与尸体大小、衣服和被褥的厚薄、周围环境的温度、患病性质及是否与冷物接触等因素有关。

(2)尸僵:尸体各部肌肉变成僵硬,关节不能屈伸,称为尸僵。成人尸僵多发生在死后 2~3 h,小儿多在死后半小时开始发生肌肉强硬。尸僵是从下颌关节开始,依次为颈部肌肉、胸部和腹部肌肉、上肢、下肢,然后依次缓解。尸僵持续时间为 24 h 以上。尸僵发生时间、程度受各种因素的影响,如热性病、痉挛、肌肉发达者尸僵持续时间长;小儿、恶病质等尸僵不明显且持续时间短;周围环境温度低、持续时间长,反之持续时间短。

(3)尸斑:死后血液循环停止,血液沉积在局部皮肤所出现的不规则紫红色斑纹或斑块,称为尸斑。尸斑出现在死后 20~30 min,2 h 后即成固定状态,指压也不再消失,12~24 h 最为明显。尸斑的程度和分布范围、色泽与某些疾病有关。通过尸斑检

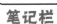

查可确定某些疾病,如一氧化碳中毒的尸斑呈桃红色,亚硝酸盐或铝中毒时呈灰褐色;根据尸斑所在位置可推测死亡的姿势。尸斑须和出血点鉴别。

(4)尸体腐败:死后由于自溶和腐败菌的作用而发生的一些改变,称为尸体腐败。腐败的皮肤呈污秽绿色、变软、表皮剥脱,如再伴有腐败菌感染,就形成皮下气泡,内脏亦可产生许多气泡,称为泡沫器官,此时应与气体栓塞相鉴别。有时尸体全身膨胀,舌眼突出、口唇和面部肿胀,呈"巨人观"。尸体腐败快慢与尸体所处环境有关,埋在土中的尸体腐败比在空气中的腐败速度慢8倍,浸泡在水中的尸体腐败也比在空气中慢一半。

(5)角膜混浊:死后由于眼睑不能闭合或自溶,角膜逐渐干燥和混浊。

(二)体内各器官取出方法和检查

1.切开胸腹壁　胸腹部联合切开术有两种方法,即直线切开法和"T"字形切开法。

(1)直线切开法:上起下颌颏点,经颈胸部,绕过脐凹左侧,直至耻骨联合。

(2)"T"字形切开法:从两侧锁骨的联合横线切开,再切开胸部正中线,延伸到腹部,绕过脐左侧,达耻骨联合。

2.颈部、口腔内器官取出及检查　直线切开颈前正中皮肤,皮下充分剥离,沿下颌骨内侧分别向左右将口底部肌肉与下颌部分离,然后将舌等器官向外拉下,再把软腭切断,舌、扁桃体及软腭与口腔分离。三者连同喉、气管和食管向下拉出至胸腔入口处。检查舌根、扁桃体、腭垂、会厌、喉头及声带有无病变。再沿食管、气管的后壁由上至下剪开,检查气管腔内有无阻塞,黏膜有无充血水肿;检查食管壁有无溃疡和糜烂。

3.切开胸壁　将胸壁的皮肤连同皮下组织、胸大肌等自胸部中线向两侧剥离,将肌肉和肋骨分开,充分暴露肋骨。

4.腹腔的切开和检查　切开剑突下和脐部之间肌肉,直达腹膜,切开一小口。注意有无液体和气体排出。继以左示指和中指插入切口,提起腹壁,分别向上下剪开腹腔,上至剑突下,下达耻骨联合。注意勿损伤腹腔脏器。记录腹壁皮下脂肪厚度、肌肉色泽等。检查腹腔内有无液体流出及其性质,大网膜及腹腔各器官的位置是否正常,记录横膈高度。检查肝脏是否超过剑突和锁骨中线处肋弓。脾脏是否肿大,超出肋弓下多少厘米。胃肠有无胀气、各脏器间有无粘连。探查膀胱有无充盈,如为女性尸体应再探查子宫及其附件有无异常。

5.胸腔的切开和检查　先用软骨刀自第二肋骨开始切断两侧肋软骨,切线靠肋软骨与肋骨交界处的肋软骨侧为宜。继用手术刀将胸锁关节切断,用肋骨剪剪断两侧第一肋骨。提起剑突,紧贴胸骨及肋软骨后面,分离膈肌和纵隔,最后将胸骨摘除,暴露胸腔。检查胸腔有无积液,胸膜有无增厚和粘连。剪开心包,记录其内的液体量和性质,检查心脏的位置、大小、形状和心外膜情况。

6.胸腔器官的取出法及检查　一般采取联合取出法。在颈部器官剥离后,切断无名动脉及左锁骨下动脉,左手拉起颈部器官,右手持刀分离胸部器官与脊柱的联系,然后将气管连同心、肺一并拉出胸腔。一般在横膈以上将食管、胸主动脉等切断。舌、颈部器官、胸部器官一并取出。

(1)心脏:在与肺未分离前剖开右心和肺动脉总干,以观察其腔内有无血栓阻塞,然后再与肺分开。取心脏的方法是左手持心脏,将上、下腔静脉切断,再将肺动脉和肺静脉(距瓣膜缘2 cm处)切断,并将主动脉(距瓣膜缘5 cm处)切断。

心脏剪开一般按血流方向进行。用剪刀将上、下腔静脉通过右心做直线剪开,然后沿右心室的右缘剪至心尖,从心尖部沿室间隔右侧,将剪刀插入右心室及肺动脉并剪开。从左、右肺静脉入口之间直线剪开左心房,再沿心室的左缘剪至心尖部,再从心尖部向上沿室间隔左侧剪开左室前壁及主动脉。检查并记录心脏重量、大小、各心腔瓣膜的周径,有无赘生物、增厚、粘连、狭窄和关闭不全,乳头肌、腱索有无增粗和短缩,房间隔和室间隔是否关闭,测量右、左心室的厚度。冠状动脉的检查一般在心脏固定以后进行,用剪刀自左冠状动脉口起剪开左前降支和左旋支;右冠状动脉应在主动脉根部的右侧,剪开右冠状动脉主干,再剪开远侧分支及后降支,可每隔2~3 cm做横切面。主动脉应全部剪开,检查内膜和管壁有无病变。

(2)肺和支气管:首先检查胸膜有无粘连、增厚,两肺各叶的表面是否光滑、湿润、充血,是否有实变病灶。沿肺侧缘凸面对准肺门做一水平切面,观察支气管和肺血管的情况,以及肺的颜色、含气量、有无渗出物等。检查肺门淋巴结是否肿大。先沿气管后壁剪开食管,检查食管黏膜有无病变,然后从下端剥离食管至会厌部,放于会厌一侧。再剪开气管、支气管,检查腔内有无异物、分泌物阻塞管腔,气管、支气管黏膜有无病变。

7. 腹腔器官取出法及检查 腹腔器官的取出顺序一般是大网膜、脾、小肠、肝、胆道、十二指肠、胰、肾上腺、肾和盆腔内器官。

(1)大网膜:从其根部剪断,检查大网膜面积、色泽、有无肿大淋巴结等。

(2)脾:记录其大小及重量,包膜是否光滑,有无增厚。沿长轴向脾门做一切面,检查其色泽、表面及切面的性状,脾髓用刀能否刮下,有无梗死灶等。

(3)肠及肠系膜:向上推开横结肠,平第2腰椎左侧找到十二指肠空肠曲,在此处系膜穿过两根结扎线结扎肠管,在两结扎线中间剪断肠管。左手提空肠,右手沿腹膜附着处将小肠与其系膜分离,再将大肠与腹膜后软组织分离至乙状结肠与直肠交界处,即可结扎切断。然后沿肠系膜附着线剪开小肠,大肠可沿结肠带剪开。检查肠壁是否增厚、肠腔有无狭窄或扩张,肠内容物的性质、有无寄生虫,肠黏膜有无充血、出血或溃疡形成。检查肠系膜时应注意其中的淋巴结有无肿大和血管有无病变。

(4)肝、胆道、胆囊、胰腺、胃、十二指肠:通常将以上脏器一并取出。左手提起肠系膜,用剪刀将肠系膜、十二指肠及胰等与腹膜后软组织分离,往上剪断腹腔动脉,再用剪刀剥离肝右叶后面软组织,将膈肌与肝相连部分剪断,再将肝横膈面的镰状韧带也剪去,然后将上述器官一并取出。

首先将十二指肠前壁剪开,暴露十二指肠乳头、挤压胆囊,检查胆道是否通畅。剪开胆总管及肝管,检查管壁是否增厚、有无阻塞、结石、寄生虫等。从十二指肠乳头处探查胆囊壁及腔内有无病变。

(5)胃和十二指肠剪开:沿十二指肠前壁剪开,经幽门沿胃大弯剪至贲门,观察胃壁和胃黏膜有无病变。

(6)胰腺剪开:将肝、十二指肠韧带同其中的胆总管及门静脉等剪断与肝分离。将胰腺做纵切面或多数平行横切面,观察胰腺小叶结构是否清楚,有无出血、坏死及肿块等。

(7)肝脏剖检:测量肝脏大小、重量,观察表面是否光滑,色泽与质地是否有改变。

用脏器刀沿左右径自表面最高处向肝门做一切面,检查切面有无异常。

(8)肾和肾上腺的取出和检查:切开左侧腰部腹膜,剥离左肾上腺脂肪组织,将左肾上腺分离取下;分离右肾上腺,暴露右肾上腺分离取出。测量两侧肾上腺的重量,切开肾上腺观察皮、髓质是否有出血及肿瘤。将肾脏从肾周围的脂肪囊中剥离出,注意分离肾门时尽量避免损伤输尿管。在距肾门3～5 cm处切断肾蒂可取出双肾,测量肾脏大小及重量。然后沿肾外侧缘正中向肾门做纵行切开,剥离被膜,观察被膜是否易于剥离、肾表面是否光滑,肾剖面皮、髓质分界是否清楚、皮质有无增厚和变薄,检查肾盂有无病变等。

8. 睾丸、附睾及输精管取出法及检查　切开腹股沟管深环,一手提拉精索,一手由阴囊相连的睾丸引带剪开鞘膜,取出睾丸。测量大小及重量,剖开睾丸及附睾,检查精曲小管和间质、输精管有无病变,并用镊子牵拉曲精小管,如有炎症时,曲精小管不易拉出。检查鞘膜是否增厚。

9. 膀胱、子宫和直肠取出法及检查　先将膀胱前壁的腹膜剥离,用手伸入盆腔两侧及后壁,逐层分离膀胱及直肠周围软组织,然后以左手握着盆腔器官,右手沿耻骨联合切断前列腺与尿道膜部交界处(女性阴道)及直肠下端,取出盆腔器官。从前壁剪开膀胱,检查其腔内有无结石、肿瘤、黏膜有无出血和溃疡。检查前列腺有无肿大。女性须分离子宫,用剪刀由宫颈口插入宫腔,将子宫前壁剪开,再从宫底向两侧子宫角剪开,形成"Y"字形切口,检查子宫腔、宫壁、宫颈有无病变。再检查输卵管及卵巢有无病变。从直肠后壁剪开直肠,检查其黏膜有无溃疡、痔疮或肿瘤。

10. 脑和脊髓的取出和检查法　从一侧乳突上方约1 cm处经颅顶至另一侧乳突同样部位做一切线,将头皮分别向枕部及额部剥离,额部剥离至眶上缘处,枕部剥离至枕骨粗隆处。在眶上缘1～2 cm处向两侧延伸,经颞肌向后会合于枕骨粗隆处,做一环颅骨一周的直线,按此线锯开颅骨,用丁字凿及锤子将颅骨分离,移去颅盖。沿颅骨锯线,将硬脑膜剪开。以左手四指插入额叶与额骨中间,将额叶向上后方轻轻拨开,剪断嗅神经、枕神经、颅内动脉、垂体蒂及两侧Ⅲ～Ⅷ对脑神经。向两侧剪开小脑幕,切断其余脑神经,尽可能长地保留脊髓,切断脊髓,取出脑。在蝶鞍部取出垂体,必要时打开鼻窦及中耳。脑底朝上,检查脑底血管有无硬化,大脑外侧裂及脑外形和软脑膜、蛛网膜下腔有无出血或过多液体。两侧大脑半球是否对称,脑回、脑沟有无改变。脑实质检查可在固定后进行,为使脑组织固定良好,在固定前先将大脑半球间的胼胝体切开,使固定液进入侧脑室。固定好后,将脑放在垫板上,用脑刀经脑岛做一水平切面。检查脑基底核有无出血、软化灶、侧脑室有无扩张等。切断大脑脚,将小脑及脑干取下,然后从额叶至枕叶将大脑做多数额状切面,每切面相隔约1 cm。检查小脑有无脑疝,经小脑蚓突部每相距1 cm做矢状切面,检查有无肿瘤,第四脑室是否扩张。脑干的检查可沿中脑、脑桥、延髓做多数横切面,观察有无病变。

尸体俯卧位,从棘突自上而下纵行切开皮肤,剥除棘突上的软组织及椎弓上的骨膜。在棘突两侧自上而下锯开,暴露脊髓腔。检查硬脊膜有无出血、脓肿和肿瘤,然后剪断各脊神经,取出整个脊髓,检查有无病变。

(三)微生物和寄生虫检查

尸检过程中不仅要观察各器官病理形态的改变,还应重视病因学的检查,对临床诊断不明确且病理形态学无典型病变的病例,有必要进行微生物和寄生虫检查。

1.细菌学检查　通过无菌操作,应用血培养、骨髓培养、脑脊液培养、胸腹水、心包积液、关节腔积液、脓肿液、肠内容物、实质脏器少量组织等做细菌培养,进行细菌学检查。

2.病毒学检查　在消毒后取少量新鲜组织,低温下迅速送检或将组织置于灭菌的缓冲甘油内,低温存放下及时进行病毒学检查。

3.寄生虫学检查　肠道寄生虫检查可直接将虫体送检;疟疾等患者可将骨髓或脾组织涂片后送检。

4.其他检查　死亡时间短、组织新鲜的病例可采用免疫组织化学、聚合酶链反应、原位分子杂交等方法进行病原学检查。

(四)尸体解剖后的修复

尸检完成后应对尸体外表进行修复,使死者外观保持完整、整洁。

头颅的修复要对合好颅顶骨,将头皮复原后缝合头皮。胸腹腔的修复要将切下的胸骨和肋骨复位,再用缝合线缝合皮肤。缝合方法一般是先将"T"字形直线切口结扎,与横切线中点连接,向左缝针至左肩打结,再自右肩切口处结扎逐针缝合,通过中点向下缝至耻骨联合前皮肤切口处打结。切口缝合后,用清水擦洗干净。

六、病理尸检诊断及报告

每一例尸体在解剖完毕后,在详细观察的基础上必须做出病理解剖诊断。病理解剖诊断应能显示整个病例的全貌,反映病例的主要疾病和次要疾病,也能反映出原发性疾病和继发性疾病。病理解剖诊断应包括初步病理解剖诊断和最后病理解剖诊断。

1.初步病理解剖诊断　每例尸检完成后,一般应在尸检完成后1周内发出。初步病理诊断应根据肉眼检查所见结合临床资料做出,其格式为:

(1)尸检号、姓名、性别、年龄、解剖时间。

(2)主要疾病及并发症。

(3)次要疾病及并发症。

(4)解剖者。

2.最后病理解剖诊断　最后病理解剖诊断应在解剖后4周内发出。最后病理解剖诊断应根据肉眼及显微镜下检查的结果,细菌或毒物检验的结果及临床材料综合做出。其基本格式同初步病理解剖诊断。另增写主要疾病及死亡原因,主要疾病指与死亡直接有关的疾病,并非所有的尸体解剖病例都能找出明确的死亡原因。

3.病理解剖总结　病理解剖诊断完成后,要对每例尸体解剖,特别是较复杂的病例或特殊和少见病例均应结合文献加以总结和讨论。总结的内容除答复临床医师在尸体解剖前提出的问题以外,还应指出病例的特点,并做临床表现与病变联系的讨论,对某些死亡原因还应做必要的解释;对于未能解决的问题也可提出。通过病理解剖总结可加强尸体解剖的科学性和准确性,加强临床病理联系,对提高临床医师的诊断、治疗水平等具有重要作用。

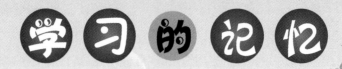

小事拾遗：_____

_____

_____

_____

_____

_____

_____

学习感想：_____

_____

_____

_____

_____

_____

　　学习的过程是知识积累的过程，也是提升能力、稳步成长的阶梯，大家的注释、理解汇集成无限的缘分、友情和牵挂，请简单手记这一过程中的某些"小事"，再回首时定会有所发现、有所感悟！

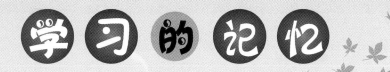

学习的记忆

姓名：_____

本人于20____年____月至20____年____月参加了本课程的学习

此处粘贴照片

任课老师：_____ _____   班主任：_____

班长或学生干部：_____ _____ _____

我的教室（请手写同学的名字，标记我的座位以及前后左右相邻同学的座位）